Best
Routine

無理なく続ける！

太らない　老けない　病気にならない

最高のルーティン

超シンプル。だから気軽に始められる

SOULA株式会社
代表取締役社長兼執行役員CEO
木下直人［著］

昭和大学医学部教授／医学博士
山岸昌一［監修］

ダイヤモンド社

はじめに

人生に納得のルーティンを

ネットニュース・TV・書籍などで、健康や美容にまつわる記事を目にしない日はありません。そうした情報の中には、相反する健康法が散見します。

「3食取ったほうがいい」⇕「2食にして空腹の時間をつくったほうがいい」、「糖質制限は体にいい」⇕「糖質制限は寿命を短くする」、「毎日運動をしたほうがいい」⇕「週に1回で十分」など、何を信じていいのか難しくなっています。万が一、間違った健康法を続けていると、かえって健康を損なうことにもなりかねません。

私は**「SOULA pie」という健康アプリ・プラットフォーム**の開発に長く携わってきました。SOULA pieは企業の顧客および従業員等の健康管理にも導入されているサービスです。

本書の監修者の山岸昌一先生は同アプリの監修者でもあり、**近年注目を集めているＡＧＥ研究の世界的権威**です。英文論文数は６００編を超えます。そんな山岸先生の協力を得ながら、健康にまつわる１０００以上の医学的エビデンス・学説を検証してきましたが、**世の中で常識とされる情報にも根拠があいまいで、出典が不明なものも数多く存在**することを痛感しました。

調査や実験の前提、対象の母数などレベル差があったり、記事などにされる際に一部の情報が割愛されていたりするなどして、誤解を与える内容になってしまっているものもありました。エビデンスにもレベル差があり、個人の経験談や専門家によるエビデンスに基づかない意見も含まれるなど、信頼度に大きな差があります。

また、どんなエビデンスに基づく健康法でも、効果には個人差があります。喫煙が体に悪いことはもはや常識ですが、ヘビースモーカーでも長生きする人はいます。また、海外の研究結果などについても、体格や生活習慣の違う日本人にそのままあてはまるとは限りません。

しかも、未病の領域はまだまだ未知数です。研究が始まったばかりで、エビデンスのないものも多いのです。

そこで、まずベースとなる**健康に関する知識・知恵を構造化して、わかりやすく提供しよう**という考えに至りました。最も重要な食事についていうと、まず**食べるものの「量」よりも「質」**に着目します。そのうえで、**食事・運動・睡眠・肌ケアなどを総合的**にみます。

もちろん、何を実践するかしないかを選択するのは個々の意思・判断によりますが、**「知らないでやる・やらない」のと、「知ったうえでやる・やらない」のとでは、雲泥の差**があります。

そして確かにいえることは、これをすれば健康になれるという特効薬はないということです。「納豆は体にいい」「タマネギは血液をサラサラにする」、そう耳にして納豆だけを、あるいはタマネギだけを食べたからといって健康がもたらされるわけではありません。

さまざまなダイエットに飛びついてリバウンドを繰り返したり、高血糖の状態が長く続いたりすることで、その後、血糖値が下がっても、将来的な健康に影響を与えることもあります。

個人差があるからこそ、エビデンスに基づいた正しい取り組みを続けていくことが重要になってきます。

幸いアプリやウェアラブル端末などの普及により、自身のパーソナルデータを容易に取得・管理できるようになりました。効果の個人差を埋めるためにも、自分の体がどう変わっていくのかを、モニタリングし、日々の体調の変化から、自分にとって必要な学びや気づきを得ることも大切です。

ＳＯＵＬＡ p.ieでは、**プログラムやルーティンによってその人の行動変容をサポート**したり、食事、運動、睡眠、生活記録のデータを取得したりするなどして、その**推移や変化量を見守りながらパーソナライズした提案**を行っています。

ちなみにＳＯＵＬＡ p.ieはＳＯＵＬＡ株式会社の有するブランド（商標）で、〝ＳＯＵＬＡ〟とは知的探求の冒険につながるユーザー体験を提供し、ＡＩ技術・データ解析によって人々のライフスタイルをよりよくしていく、社会的意義のあるヘルステックサービスを提供していくという強い思いを込めて、「Social」「Odyssey」「UX」「Lifestyle」「AI」の頭文字を組み合わせたものです。

本書でもこうした基本的な考えに変わりはありません。**体重の増加や老化、肌荒れ、病気の原因は食事・運動・睡眠・肌ケアの４つの領域が影響**し合って発生するもので、原因は横断的です。

〝最高のルーティン〟は、〝特別なルーティン〟や〝魔法のルーティン〟ではありません。エビデンスに基づく、**納得感のあるシンプルなルーティン**です。

そして、シンプルだからこそ、好きなものから、あるいはできそうなことから、日々の習慣に取り入れて、新しい気づきや学びを得ながら、毎日楽しんで続けられます。**最小の労力で最大の効果**を手に入れましょう。

木下 直人

CHAPTER 2

太る・肥満・不健康になるメカニズム

CHAPTER 3

食事のホント・ウソ

その食べ方で大丈夫？

CHAPTER 4

やせ方を間違えてない？ ダイエットのホント・ウソ

CHAPTER 5

見落としている敵はいない？ 肌ケアのホント・ウソ

CHAPTER 6

放っておいて大丈夫？
運動・睡眠のホント・ウソ

CHAPTER 1

だれもが納得！

正しい健康の考え方

Tips
1

健康寿命と平均寿命とでは10年前後の差がある

未病の予防の鍵は食事管理

健康寿命は平均寿命とかなりの差があることはご存じの方も多いと思います。厚生労働省の発表によると、2021年の日本における平均寿命は、男性が81・47歳、女性が87・57歳です。**健康寿命との差は男性が約9年、女性が約12年**と、大きな開きがあります。欧米各国と比べても差が大きいのが特徴です。

健康寿命は、健康上の問題がなく日常生活を送れる期間のことです。平均寿命が延びても健康寿命と差があるとQOL（生活の質）が維持できないのはもちろん、長期にわたる子への介護負担が重くのしかかります。「周りに迷惑をかけずに生涯を終えたい」というのは、誰もが持つ願いなのかもしれません。

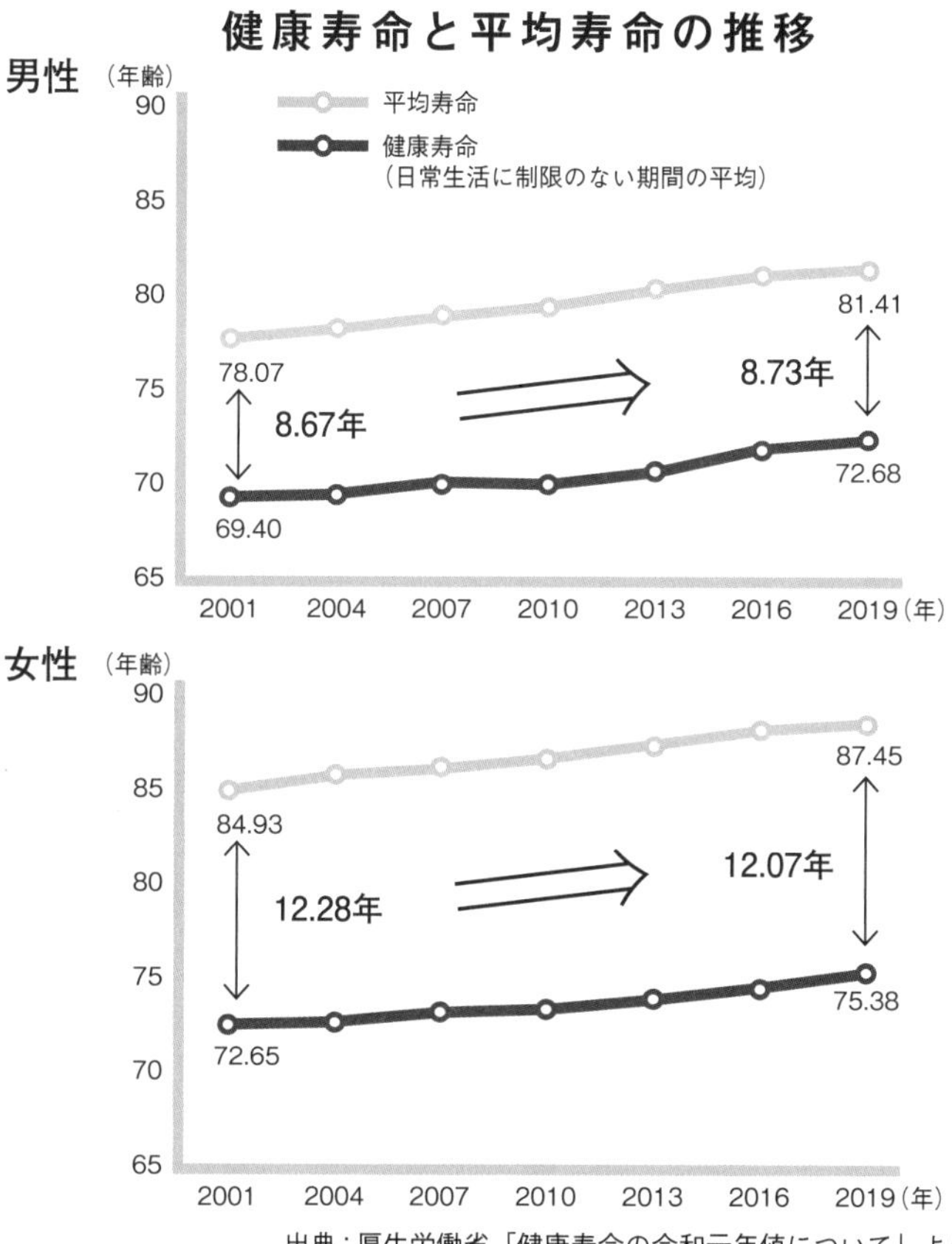

出典:厚生労働省「健康寿命の令和元年値について」より作成
※健康寿命の最新データ(本書制作時)に合わせて、グラフは2019年までで作成

約20年で平均寿命は約3年延びているが、
健康寿命との差は男女ともに20年前とほぼ変わっていない

日本ではまもなく「人生100年時代」に突入します。60歳まで働き、リタイアした後は趣味を楽しみ、悠々自適な生活を送る……という人生は現実的ではなくなります。その時々の体力・知力に合った仕事に変えていったり、副業をしたり、まったく新しい仕事を始めたりするなど、さまざまな形でできるだけ長く働き続けることが、結果的にQOLにつながる時代が来ます。

長く働くには、今まで以上に体のケアをして老化の進行を緩やかにする必要があります。体にとってよいことは何か、正しい知識を身につけて、健康リテラシーを向上させていくことが求められる時代に突入しているといっても過言ではないと思います。

今まで以上に求められているのは、**肥満や高血圧など未病の領域**の対策です。「未病」とは、まだ発病していないが健康ではない状態を指します。重症化する前に病気を予防する取り組みです。

「がん」「心筋梗塞」「脳卒中」を三大疾病と呼んでいます。昔は三大疾病が今ほど広がっていませんでした。医療の進化とともに寿命が延びたこと、食べ物の変化によって動物性たんぱく質や糖質中毒が増えてきたことが原因とされています。

このことから、**未病について対策し、病気を予防するには、食事管理が最も効果的**といえます。ある調査では、オフィスワーカーとブルーワーカーを比較したところ、

健康と未病と病気

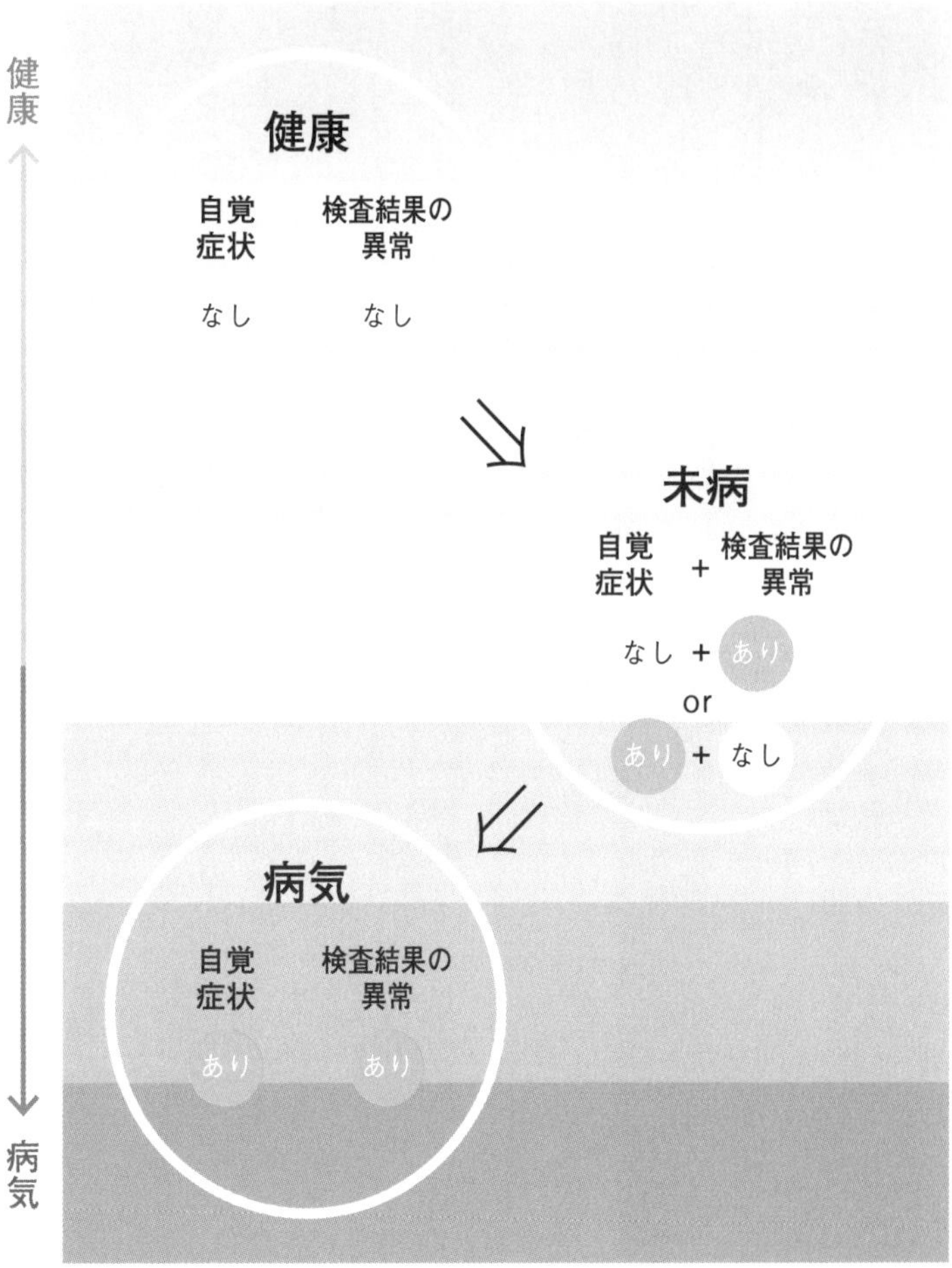
健康
健康
自覚症状
検査結果の異常
なし
なし
未病
自覚症状
+
検査結果の異常
なし + あり
or
あり + なし
病気
自覚症状
検査結果の異常
あり
あり
病気

ブルーワーカーのほうが、健康状態が良くないことがわかりました。ブルーワーカーは日ごろから体を動かしているため健康的だと思われがちですが、夜間に働くなど不規則な生活を送る人が多く、食事に時間をかけない傾向があります。そうしたことが炭水化物の摂取量や摂取カロリーが高くなることに関係しているとされています。

また、お金の使い方や生活費の配分等も考え直すよい機会ではないでしょうか。今まで節約というと、真っ先に毎日の食費を削る人が多かったかもしれません。残念ながら現在は、カロリーだけあって栄養がない食べ物のほうが安く手に入ります。食事にお金をかけたほうが、結果的にその人の寿命の中で健康的な生活を送れる時間が増え、働く時間、つまり所得を増やし、医療費・介護費を抑えられることにつながります。

未病領域の対策については、企業経営にも重大な影響を与えます。「健康経営」という言葉がよく聞かれるようになりました。従業員の健康に対して投資を行うことで、活力向上や生産性向上といった効果をもたらし、結果的に業績向上や株価向上につながるという考え方です。

仕事の内容によっては食事の時間が短くなってしまったり、不規則な生活を強いられたり、といったこともあります。このような環境で働く人に対して、普段の生活で気をつけること、体によい食事の取り方について正しい情報を提供したり、知ってもらったりすることは、企業にとっても大きなメリットがあります。日本で約99・7%を占めるといわれる中小企業についても然りです。

働く人が健康で幸福な状態でいることは、企業が大きく成長する原動力だといえるでしょう。

Tips
2

三大疾病は健康診断や人間ドックでは発見できないことも

データの活用で効果的な検査を

三大疾病という言葉は、生命保険の特約としても知られています。日本人の死因の5割は生活習慣病とされていますが、生活習慣病の中でも死因の上位を占めるのが「がん」「心筋梗塞」「脳卒中」という三大疾病です。

がんは日本人の死因の中で30年以上にわたって連続1位になっています。がんは判明してから亡くなるまで一定の時間があります。亡くなるまでの準備ができるとはいえ、本人も家族もつらい思いをすることになります。

先日ある企業の担当者と話をしていたときに「健康診断を受けて、予防にも取り組んでいたのに、健康診断で発見できなかったために治療の段階ですでに病状が進行してしまうことが多い。何とかならないか」と相談を受けました。

残念なことに**三大疾病は健康診断や人間ドックで発見できない**ことがあります。ひと口にがんといっても、部位によって発見可能な検査が異なり、健康診断や人間ドックですべて検査をしているわけではないからです。進行が早く健康診断で発見されにくいがんもあります。

たとえば、日本人のがんによる死亡数のトップである肺がんは、胃がんや子宮頸がんと異なり、早期発見されにくいがんのひとつです。肺がんは胸部レントゲン検査でまずチェックされますが、レントゲンによる発見は限界があります。小さな肺がんについてはCT検査で発見できますが、レントゲンで異常がなければ、CT装置の数が不足しているなどの理由もあり、基本的には行われません。さらに定期的に実施する場合、放射線被ばく量の多さが問題になります。

大腸がんは健康診断で行われる便潜血検査で発見することが可能ですが、こちらも必ずしも大腸がんを発見できるわけではありません。それ以外の検査としてS字結腸鏡検査や大腸内視鏡検査などがありますが、厚生労働省では集団を対象とした対策型検診としてはすすめておらず、検査を受ける場合は任意型検診として受ける必要があります。

おもな疾病の総患者数と死亡者数

総患者数

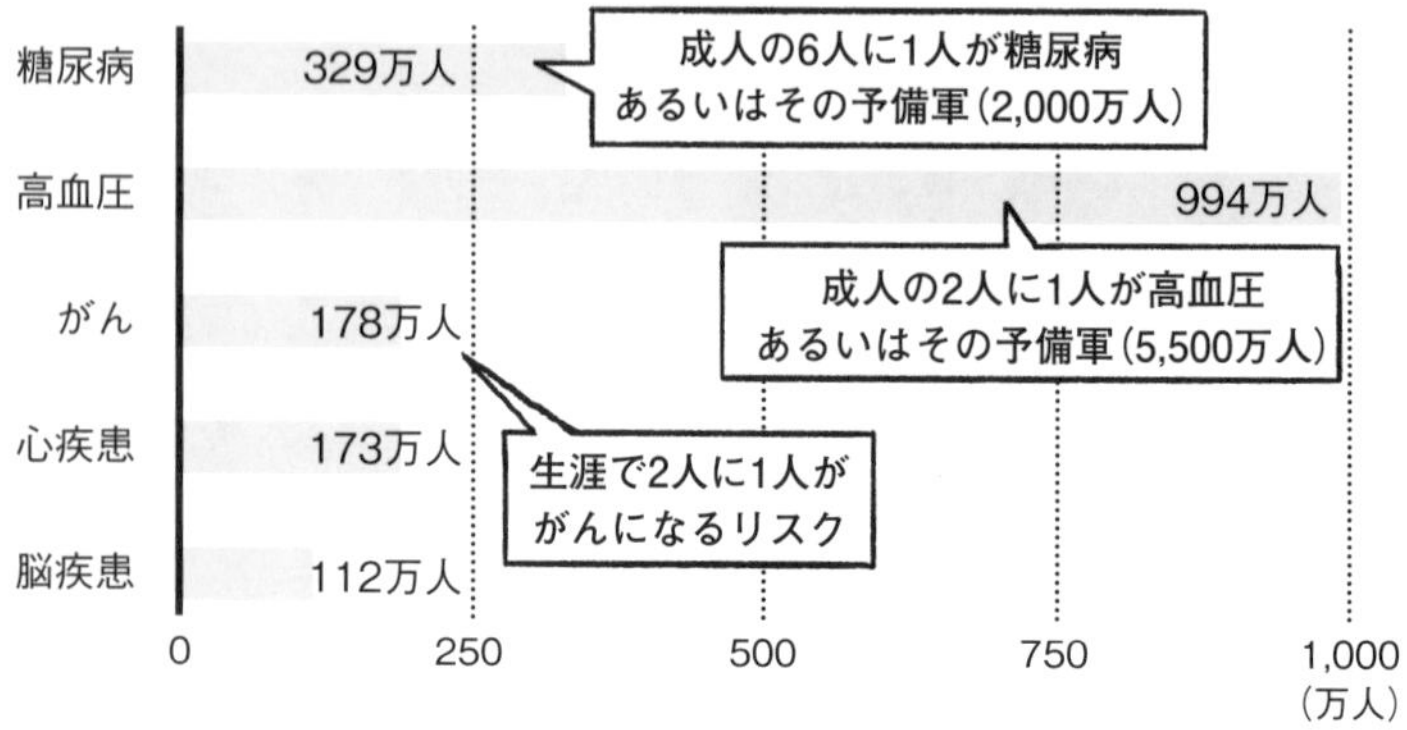

出典:厚生労働省「患者調査」(2017年)より作成

死亡者数

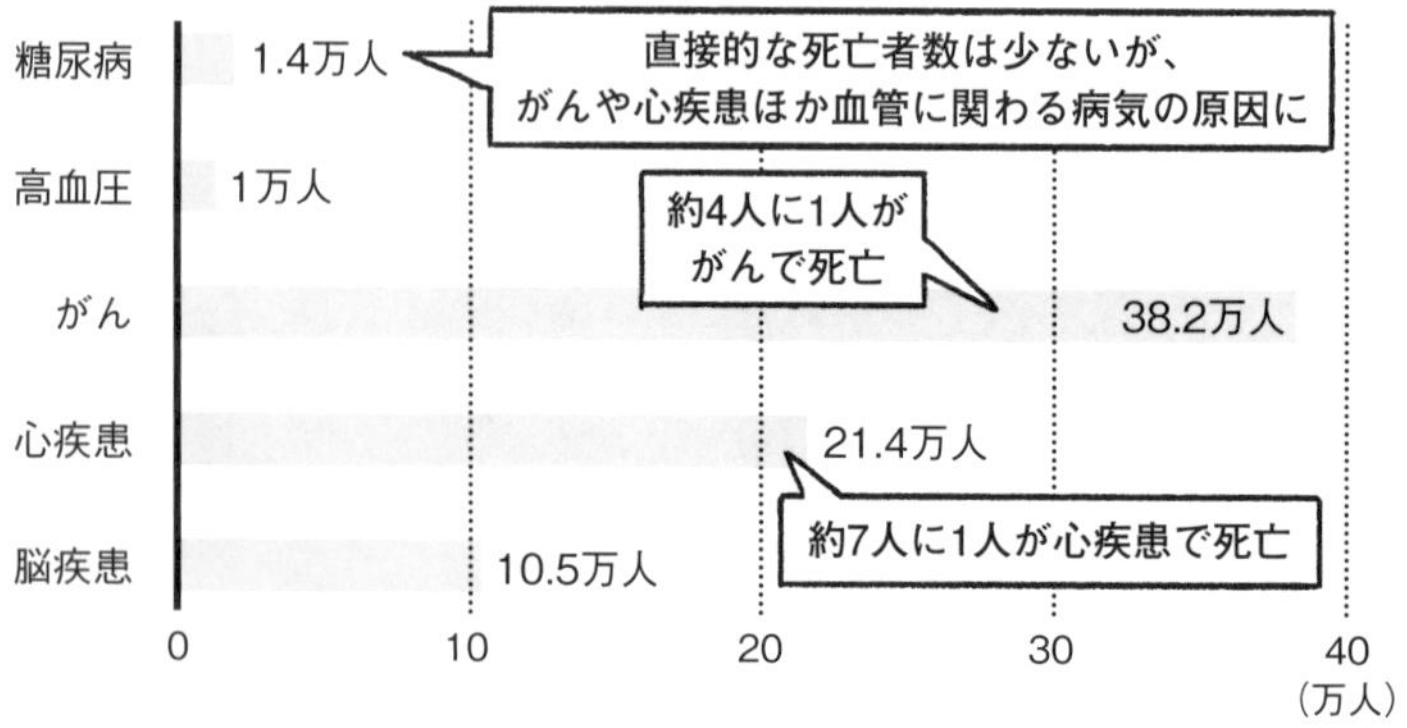

出典:厚生労働省「人口動態統計」(2021年)より作成

このように三大疾病をすべて早期に発見するには、さまざまな検査を受ける必要があるのですが、すべてを網羅しようとすると、高額な費用が発生してしまいます。

そこで、自分の検査結果や食生活などの傾向から、必要な検査を絞り込んだり、親族が罹患している病気を中心に検査したり、肝臓がん・胃がん・子宮頸がんなどウイルスや細菌の感染によるものをあらかじめ理解して対策したりといったことができるのではないかと考えています。病気によって、特徴的な傾向があるものも少なくないからです。エビデンスやビッグデータの活用にはさまざまな可能性があります。

まずは、みなさんが**定期的に受けている健康診断や人間ドックで何を検査しているのか、検査結果をもう一度確認**してみてください（44ページ）。どんな検査を受けているかを把握することで、「来年は、今まで受けていない検査を受けてみよう」といった行動につながるはずです。

Tips
3

エビデンスのある調査でも信頼度に差がある

エビデンスとの正しい付き合い方

「糖質をカットすればやせられる」「オリーブオイルを飲むと健康にいい」といった健康情報は巷にあふれています。思わず飛びつきたくなるような情報ばかりですが、何が正しくて何が間違っているのかわからない、あるいは判断に困ることもよくあると思います。

たとえば、糖質制限についても「少ない量をちょこちょこ食べたほうがよい」「血糖スパイクが起きないような食べ方がよい」「糖質さえ避ければ、あとは何を食べてもよい」というように、専門家によってもいうことがまったく違うことがしばしば起こります。

健康的な生活を送るには、正しい知識を得る必要があります。正しい知識とは何かというと、**医学的なエビデンスに基づいた知識**です。

ところが、エビデンスに基づいた知識がその人にとって絶対に正しいとは限りません。たとえば、タバコを吸う人は肺がんの発生率が高くなりますが、タバコを吸い続けて長生きした人もたくさんいます。つまり、口に入れるものがどのように影響するかは個人差によるところもあるのです。

また、**エビデンスの信頼度にもレベル差があります**。最も高レベルなのは「メタ解析」や「システマティックレビュー」ですが、それよりもはるか下のレベルでも世の中に出回っているエビデンスは数多くあります。個人の経験談やエビデンスに基づかない専門家の意見もレベルは下がりますが、これらもエビデンスに含まれていることを知っておきましょう。

メタ解析の論文の中にも質の高いものとそうでないものとが存在します。メタ解析を行ううえでどれだけバイアスを排除してあるか、系統的に論文がレビューされているかなどが論文の質に大きく関わります。

医学雑誌には、インパクトファクターという数字が与えられていて、その雑誌に掲載された論文がどのくらい他の研究者に影響を与え、引用されているかを把握できます。一般的にインパクトファクターの高い雑誌に掲載された論文の質は高いと考えられています。

正しい知識を得るには、エビデンスを読み解く力量も必要になってきます。たとえば、糖質制限で必ずといっていいほど登場するエビデンスとして、イスラエルの肥満者322人を対象とした2年にわたる研究があります。この研究では、カロリーを制限して脂肪摂取を30％に抑えた「低脂肪食」、カロリーを制限して脂肪摂取を35％に抑えた「地中海食」、カロリー制限なしで糖質を制限した「低炭水化物食」のそれぞれのグループに分けて食事を続けたところ、低炭水化物食が最も体重減の効果が大きかったというものです。

そのまま受け取ると「糖質を制限さえすれば、いろいろな食べ物をお腹いっぱい食べてもやせられる！」ということになりますが、そう単純にはいきません。実はこの研究では介入後のデータも検証されていて、2年後には3つのグループの差異が小さくなっていることがわかっています。糖質を制限すると短期的にやせることはできるのですが、続けることが難しくてリバウンドしているのです。よく知られる医学雑誌に掲載される研究には、必ず考察や反論が掲載されています。それも含めてエビデンスを読み解かなければなりません。

エビデンスを重視する

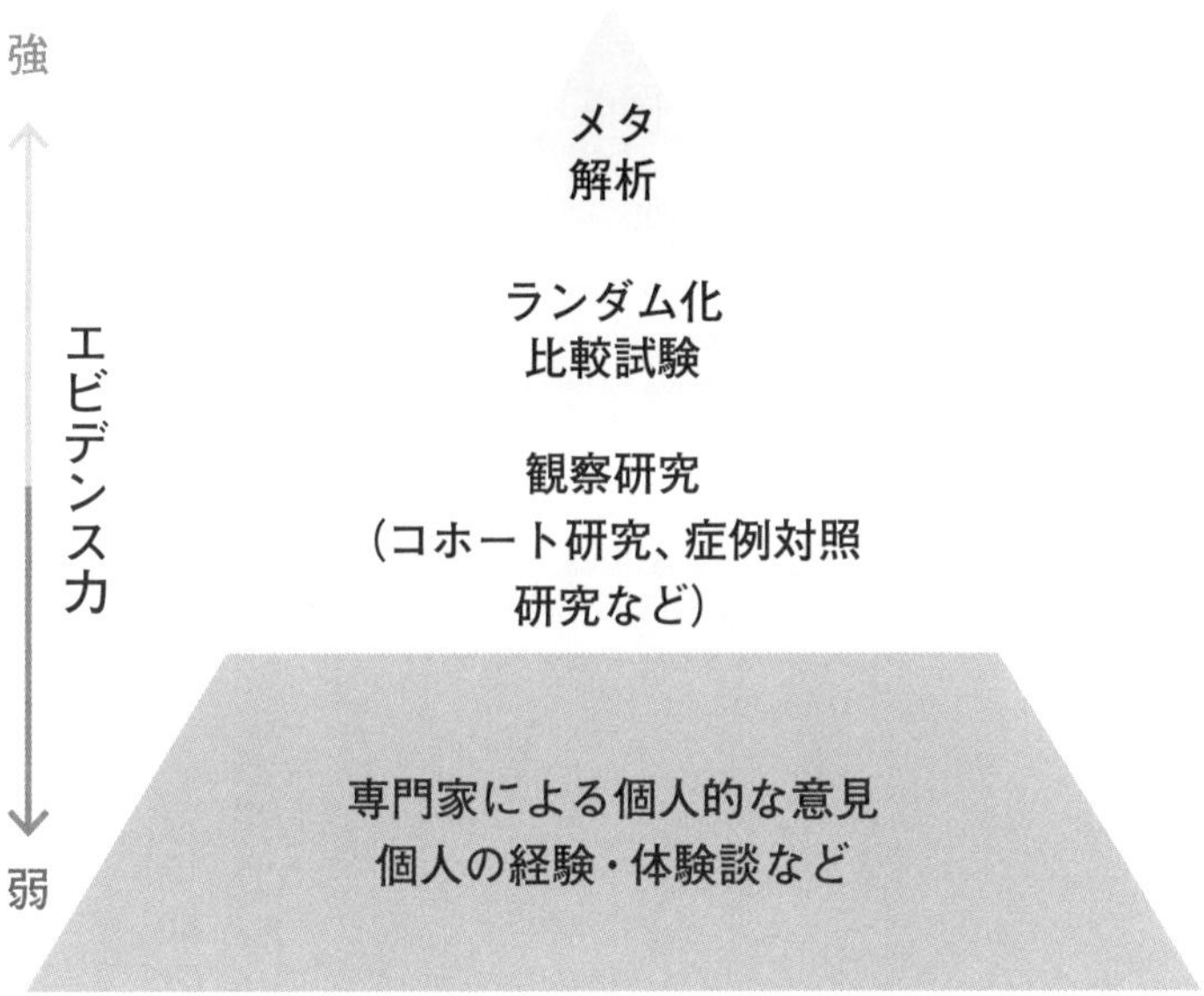

メタ解析
複数の臨床試験の結果を統計学的にまとめ、
どのような傾向があるかを俯瞰的に解析する手法

ランダム化比較試験
研究対象者を複数のグループにランダムに分けて、
治療法などの効果を検証する手法

観察研究
研究対象者を観察した結果を分析する手法

ちなみに「糖質をカットすればカロリーは制限しなくてもよい」というのも正しくありません。ご飯を食べずに肉だけ食べるといった方法で糖質をカットしている人もいますが、肉にはＡＧＥが多く含まれ（53ページ）、体に負担がかかります。

このように**エビデンスをベースとした知識を知っているか否か**では、圧倒的な違いが生まれます。大切な家族、特に未病に無関心な若者や身近な人にも早い段階から知識を伝えて、意識づけをしていただきたいと強く願っています。知識を持ったうえで、実行する・しないの判断をすればよいのです。知ったうえで実行しないのと、知らないままに実行しないのとでは雲泥の差があります。

紙面の都合上、詳細については割愛していますが、本書は山岸先生の監修の下、**1000以上の医学的エビデンス**を元に書かれています（ＡＧＥの専門家である山岸先生自身、これまで620編以上の論文を書かれており、その実績は『Ｎａｔｕｒｅ』や『ＪＣＩ』を含め、海外の有名医学誌に多く掲載されています）。

Tips
4

カラダは食事で成り立っている

AGEをいかに体内に溜め込まないか

前項で食事のエビデンスのお話をしましたが、食事の質が最も重要だということを強調しておきたいと思います。健康な体を維持するには食事のほかにも、運動や睡眠、肌ケアも関連してくるので、総合的に気を配る必要があります。これまでヘルスケア事業に携わり、多くの事業者や小売り・食品メーカー、保険会社、健保組合、専門家の方々と触れ合う機会に恵まれた経験から、**未病の対策の半分以上は食事**が占めると考えています。

たとえば、肥満対策には運動が最も効果があると考えている人も多いのですが、運動すると筋肉がつきますが、実は体重はそれほど減りません。食べ物の取りすぎを防ぎ、質のよい材料・調理法にこだわるほうが、はるかに効率よくやせて健康な体を手に入れることができます。

人間の体を構成する筋肉、臓器、皮膚、爪、血液などの主成分はたんぱく質です。水と脂質以外は、ほぼたんぱく質でできています。魚や肉などのたんぱく質を食べると消化・吸収され、体の一部に合成されます。自律した生活を送るには、しっかりとした体が必要ですが、しっかりとした体づくりには、良質なたんぱく質を取る必要があるのです。

ところが、**体の中のたんぱく質は年を取るにつれて劣化していきます。劣化の最大の元凶が「AGE（終末糖化産物）」**です。AGEは誰の体にも形成され、一生溜まっていきます。

AGEができる過程は、大きく分けて2通りあります。

ひとつは、**体の中にあるたんぱく質に貼りついた糖が体温で温められ、焦げた状態になる「糖化」**により体内で作られるAGEです。糖化されたたんぱく質は元には戻りません。

もうひとつは、**AGEが多い食べ物や紫外線、タバコなど、外から体内に入ってくる**AGEです。体内に溜まったAGEのおよそ3分の1は、外から体に取り込まれたものとされています。体内にAGEをなるべく溜めないようにするには、AGEが少ない食べ物を食べて、糖を取りすぎないようにすることが重要なポイントです。

高血糖の状態が続くとAGEの蓄積が進行し、やがては肥満やメタボ、そして糖尿病やがん、心臓病といったさまざまな病気につながっていきます。

高血糖の状態が5年、10年と続いていくと、合併症が発生するという研究結果もあります。たとえ一時的に血糖値を下げても、高血糖の状態が続いている人と大差ない結果になることが確かめられています。

しかし、体に異常を感じない限り、高血糖の状態を自覚するのは難しいものです。皮下脂肪や内臓脂肪の模型が市販されていますが、かなりの大きさであることが実感でき、これを見るだけでも健康への意識が高まると思います。

世の中には糖質、脂質、塩分を多く含み、美味しく感じられる食べ物が数多く出回っています。あまりにも数が多すぎて一般の人はそうした食べ物を避けることが難しいのが実情です。健康寿命を延ばすことを真剣に考えるなら、体によい食べ物がいつも身近にあるようにすることが重要で、そのためには、民間企業の努力だけでなく、政府の後押しも大いに期待したいところです。

食事の重要性については、特に「CHAPTER2 太る・肥満・不健康になるメカニズム」で食事や周辺領域との関係性を体系立てて説明していますので、ぜひ参考にしてみてください。ＡＧＥや医療・生化学に関する内容等が含まれているため多少とっつきにくい部分もあるかもしれませんが、できる限りわかりやすい言葉で書いたつもりですので、お付き合いいただければ幸いです。

さらに、「ＣＡＰＴＥＲ３　食事のホント・ウソ」で具体的にどのように実践したらよいのか、どういったことに注意するとよいかについて解説しています。ホント・ウソ形式で楽しみながら、具体的な知識を吸収していただけたらと思います。

Tips 5

太る・肥満・メタボは関連している

太るがメタボに変わるとＡＧＥの蓄積が加速

メタボリックシンドロームは、「メタボ」という略称でメディアがさかんに取り上げたこともあり、広く知られるようになりました。単に太っている状態をメタボと呼ぶこともありますが、それは正しくありません。正しくはありませんが、「太る」「肥満」「メタボ」はつながっていると考えてください。

日本で策定されたメタボの診断基準では、①ウエスト周囲径が男性85センチメートル以上、女性90センチメートル以上であること、②「脂質」「血圧」「血糖」のうち2つ以上が異常を示すこと、この両者を満たすとメタボと診断されます。

メタボの状態になると、体内でＡＧＥの蓄積が加速し、がんや認知症、糖尿病といった病気を引き起こします。メタボ自体も病気とみなされており、どのような原因でメタボになるのかについて解説していきたいと思います。

メタボ予備軍は肥満の状態のことです。肥満とは、体重が多いだけでなく体脂肪が過剰に蓄積された状態をいいます。肥満の指標として使われているのがＢＭＩ値で、「**体重÷身長÷身長**」で計算されます。日本肥満学会の定めた基準では**ＢＭＩ値25以上が肥満**に分類されます。たとえば、身長１７０センチメートル体重80キログラムの人の場合、80÷１・７÷１・７＝27・68となり、肥満とみなされます。25以下の人でも、ＢＭＩ値の推移が25に近づいているようであれば、肥満の可能性があるとみてよいでしょう。

「体重を身長で割るだけで脂肪の蓄積がわかるの？」と疑問に持つ人もいるかもしれません。これはそのとおりで、ＢＭＩ値と脂肪の蓄積は必ずしも相関するわけではありませんが、メタボ予備軍を見分けるひとつの判断基準になります。

肥満や軽度の脂肪肝は、体内に脂肪が過剰に蓄積されている状態です。**動物性脂肪を習慣的に過剰摂取していると、脂っこい食事に病みつきになる依存症**が発生します。これは体が本当に必要としているエネルギー量や栄養成分を脳が判断できなくなっている状態です。

脳のブレーキが利かなくなっているので、ひたすら脂っこい食事を取り続けることになります。依存によって摂取カロリーが増加するとともに、食べ物を消化吸収する際に消費するエネルギー（食事誘発性熱産生）が低下し、肥満につながります。

高血糖も肥満に直結する要素です。食事をすると、食べたものが分解されて一部がブドウ糖となって血液に入り、血糖値が上昇します。すると、すい臓から**インスリンと呼ばれるホルモンが分泌され、血液中のブドウ糖を細胞に取り込ませてエネルギー源として利用**します。そして、**余ったブドウ糖はグリコーゲンや中性脂肪に変換**されます。つまり血液中に流れるブドウ糖が過剰になると、体内に脂肪が蓄積されやすくなります。さらに糖質・高GI食品（短時間で糖質が吸収される食品）を食べて血糖値が急激に上昇する**血糖スパイク**（57ページ）が発生すると、インスリンが過剰に分泌され、体に脂肪を溜め込みやすくなります。

太る、肥満、メタボは関連しており、原因が複雑に絡み合っています。「これさえやっておけば太らない」というものはありません。CHAPTER2で詳しく紹介しますが、太る・肥満がメタボにつながり、さまざまな病気を引き起こすメカニズムを理解しておくことで、日常生活のさまざまな習慣を見直し、無理のない範囲で対策を立てていくことができるようになると考えています。

Tips
6

自分の体質や傾向を知るには、日々の記録が必要

セルフケアのスタートは記録から

ダイエットの方法として、**レコーディングダイエット**というものがあります。毎日口にした食べ物、飲み物と食べた量をすべて記録し、体重も毎日計測するものです。「記録するだけで本当にやせられるの?」と疑問に思う人もいるかもしれませんが、この**見える化の威力**は侮れません。「お菓子をたくさん食べているな」「脂っこい食事が多いな」といった気づきにつながり、改善ポイントが整理されていきます。

このレコーディングダイエットの方法は老化対策としても活用できます。さまざまな病気がもとをたどると食事や運動、睡眠、肌ケアが要因となっています。そのため未病対策は究極の老化対策ともいえます。未病から病気への移行を阻止できれば、1

00歳まで「普通に生きる」ことができるようになるかもしれません。

自身の体質や傾向を知ること、つまり病気の芽をいち早く発見するために必要なのが記録です。自分の食べているものの傾向が客観的にわかるので「外食を控えよう」「野菜をもっと食べるようにしよう」といった対策を立てることができ、バランスのよい食生活を保つことができます。

特に肥満からメタボになってしまうと、元の状態には戻らないといわれています。体重やBMI値の推移を見ながらコントロールしていくことで、肥満の手前で進行を阻止することも可能になります。

さらに食べているものだけではなくて、食事に含まれる栄養素や食材、糖分、AGE値を集計していけば、自分自身が健康なのか、病気になる確率を上げる行動をとっていないかに気づくこともできます。

たとえば、GI値は血糖値の上昇のしやすさの指標であるため、食べ物のGI値を意識することで、血糖値の管理に役立てることができます。日常生活の中で、実際に血糖値を毎日測るのは難しいので、あくまでも参考値として活用するならよいと思います。（詳しくは57ページでお話しします）。

炭水化物でも血糖値が上がりやすいものと、上がりにくいものがあります。同じ炭水化物でも、食パンのGI値が91なのに対し玄米のGI値は55。一方、エネルギーは食パン（60グラム）が158キロカロリーに対して玄米（60グラム）は227キロカロリーあり、実は玄米のほうが高くなっているのです。また、血糖値は血液中のブドウ糖の濃度であるため、果物に含まれる果糖は血液中にあっても、血糖値を直接上げることはありません。そのため、従来は体によいとされてきました。しかし現在では、**果糖を過剰に摂取すると、急速な中性脂肪の増大や肥満**につながることがわかっています。

食べ物の糖質やGI値まで手作業で計算するのは難しいので、そういった部分は健康アプリなどを活用し、糖質・GI値・AGE値のおよその推移を確認しながら、自分の体の変化と合わせて見ていくと、個人差に対応したセルフケアもできるようになります。エビデンスに基づく知識は万人にとって正しいこととは限りませんが、その知識をベースに、食生活を含めたさまざまな生活習慣を記録しておくと、自分の体質に合った対策ができるようになるのです。

アプリでなくても、毎日食べた食事と体重を記録するのは意義があることです。体重は1日の中でも変動があるので、毎日同じ時間に測ることが大切です。食事についても食べた時間を記録しておくと「間食が多いのは、夜食事をするのが遅いからなんだな」「朝食を抜いて空腹になっているので、昼ご飯を短時間で食べているな」といった気づきを得られます。

まずは食生活を見直すことから始め、よりよい生活習慣を作っていきましょう。自分の体が変わっていくのが実感できるはずです。

Tips 7

健康、体重管理、美肌は「食事」「運動」「睡眠」「肌ケア」の総合力で決まる

4領域をバランスよく手当てする

ヘルスケア事業に携わってきた経験から、「老化対策には食事が最も大事」であることを強く実感しています。しかし、食事の内容がよくても、「運動」「睡眠」「肌ケア」がおろそかになっていると、期待した効果は得られません。

一般成人は1日に2000キロカロリーくらい食べて、同じ量のカロリーを消費しています。消費するカロリーの約6割となる1200キロカロリーは呼吸をしたり、心臓を動かしたり、といった生きるために必要な動きが占めています。

残りの800キロカロリーのうち、200キロカロリーは食事をした際に消費されます。これを食事誘発性熱産生と呼びます。体内に吸収された栄養素の一部は体熱と

なって消費されるため、何もしなくてもカロリーとして消費されるのです。最後に残った600キロカロリーが体を動かすことで消費されます。体を動かすというと、運動をイメージしますが、実は一般的な成人の場合、運動による消費カロリーはわずかです。600キロカロリーはほぼ日常動作で消費されます。

運動で消費されるカロリーはわずかですが、それでも適度な運動は必要です。米国医師会雑誌に発表された研究によると、**週に1~2回運動していれば、運動をまったくしていない人よりも死亡率が約30%低下**、さらに**がんによる死亡率は約20%、心血管疾患での死亡率は約40%低下**することがわかっています。忙しい社会人でも、週に1回の運動なら気軽に始められると思います。

睡眠についても、AGEの増加と関連があるとされています。睡眠不足が続くと、自覚していなくても精神的・肉体的にストレスが溜まっていきます。その結果、自律神経のバランスを崩しがちになります。

自律神経は交感神経と副交感神経で構成されています。**交感神経は体の「活動」**、**副交感神経は「休息」**を担っています。この2つが適度なバランスを保っていると、体調が維持されます。

しかし睡眠不足が続くと、交感神経が過剰に反応してコルチゾールやアドレナリンといったホルモンを分泌します。**コルチゾールはインスリンの働きを低下させ、アドレナリンは肝臓に蓄えた糖を体中にばらまきます。**どちらも高血糖を引き起こし、たんぱく質を糖化させ、ＡＧＥが増える原因になるのです。

　自律神経のバランスを保つためには睡眠時間は7時間半前後がよいとされています。平均睡眠時間が5時間を切る人は要注意ですが、睡眠の質を上げることでカバーできる部分もあります。ＣＨＡＰＴＥＲ6で詳しく解説します。

　最後に肌ケアです。紫外線が肌にダメージを与えることはよく知られています。紫外線を浴びることで乾燥とともに老化要因のひとつである「光老化《ひかりろうか》」が発生します。

　光老化は加齢による老化とは質的に異なります。肌が光老化によってダメージを受けると肌内部に存在するコラーゲンやコラーゲンの線維を支える役割を持つエラスチンといったたんぱく質にダメージを与えます。ダメージを受けたたんぱく質は糖化・酸化しやすくなるため、容易にＡＧＥが増えていってしまいます。

　「光老化」「乾燥」「糖化」「酸化」を4大老化と呼びます。糖化・酸化は食生活や生活習慣の見直しによって対策できますが、光老化と乾燥は肌ケアが必要です。光老化については日焼け止めや紫外線をカットする衣服を活用します。乾燥については、意識的に水分をたっぷりと取り、化粧品の活用や皮脂膜のバランスを崩さない正しい洗顔が必要です。

このように。健康的な生活を送るには**「食事」「運動」「睡眠」「肌ケア」**の総合力で決まります。そのため、ウェアラブルデバイスや健康アプリを利用する場合も、ダイエット、歩数、トレーニング、睡眠……といったように、単一領域だけの計測等を行っていてもあまり大きな効果は得られません。

健康な体に変えていくには、無理のない範囲で生活習慣を見直し、**4領域の計測結果から必要な手当てを行う**必要があります。みなさんにはストイックな形ではなく、楽しみながら健康な体づくりに取り組んでいただくことを願っています。

健康診断（血液検査など）のおもな指標

※基準値はおよその目安です

項目		単位	基準値	要注意	備考
肝臓	AST (GOT)	U/L	－	31以上	心臓や肝臓の細胞が破壊されると数値が高くなる
	ALT (GPT)	U/L	－	31以上	高いと肝臓に異常の疑い
	γ－GT (γ-GTP)	U/L	9～40	51以上	高いと肝臓や胆のうなどに異常の疑い
	総蛋白 (TP)	g/dL	6.5～7.9未満	8.0以上	低いとネフローゼ症候群、がん、高いと多発性骨髄腫、慢性炎症などの疑い
	アルブミン (ALB)	g/dL	3.9以上	3.7～3.8	低いと肝臓障害、栄養不足、ネフローゼ症候群などの疑い
	AST (GOT)	IU/L	7.0～38.0	31以上	高いと慢性肝炎、脂肪肝、肝臓がん、アルコール性肝炎の疑い
	ALT (GPT)	IU/L	7.0～38.0	31以上	高いと慢性肝炎、脂肪肝、肝臓がん、アルコール性肝炎の疑い
脂質・コレステロール	中性脂肪 (TG)	mg/dL	30～149	150以上	エネルギーとして使われずに余った分は皮下脂肪や内臓脂肪に
	HDL-C (HDL-コレステロール)	mg/dL	40以上	35～39	善玉コレステロール。少ないと脂質代謝異常、動脈硬化の疑い
	LDL-C (LDL-コレステロール)	mg/dL	60～119	120～179	悪玉コレステロール。多いと動脈硬化を進行
	nonHDL-C (nonHDL-コレステロール)	mg/dL	90～149	150以上	高いと動脈硬化や甲状腺機能低下症など、低いと肝硬変などの疑い
糖代謝	グルコース血漿 (GLU)	mg/dL	空腹時 70～100未満 食後2時間 140未満	空腹時 100～125未満 食後2時間 140～149未満	高いと糖尿病予備群もしくは糖尿病の疑い
	HbA1c (NGSP)	%	4.6～5.5	5.6以上	過去1，2カ月間の平均血糖値。高いと糖尿病
腎臓・膵臓	尿酸 (UA)	mg/dL	3.7～7.0	7.1以上	たんぱく質の一種であるプリン体が関係。痛風や尿路結石の原因に
	クレアチニン	mg/dL	男0.61～1.0 女0.47～0.7	男1.01以上 女0.71以上	腎機能の最も重要な指標。筋肉量に応じて高くなる
	C反応性蛋白 (血中CRP)	mg/dL	0.30以下	－	高いと炎症性疾患、細菌感染症、ウイルス感染症による臓器障害、がん、心筋梗塞、膠原病の疑い
	e-GFR	ml/min/1.732	60以上	59.9以下	腎臓が老廃物を排泄する能力。慢性腎臓病の評価に用いられる
貧血	赤血球数 (RBC)	10^4/μL	男400～539 女360～489	－	少ない場合は貧血、多い場合は多血症の疑い
	ヘマト (ヘマトクリット値・Ht)	%	男38.0～48.9 女34.0～43.9	－	血液中の血球の割合。少ないと貧血、多いと多血症の疑い

CHAPTER

太る・肥満・不健康になるメカニズム

Tips 8

太る・肥満・メタボの要因になる3つの領域

すべては双方向に関連している

CHAPTER1で「太る」「肥満」「メタボ」は関連していることを解説しました。人間はなぜ太り、過剰な脂肪を溜めて肥満になり、メタボになるのか。その過程は複雑な要因が絡み合っています。

そのため「メタボには○○が効く」といったピンポイント対策は要注意です。メタボに至るまでのメカニズムを理解し、全体像や関係性を見ていく必要があります（33ページ）。

メタボに影響するのは、大きく分けて「**①質を重視すべき栄養素・食品**」「**②生活習慣**」「**③摂取／消費カロリー**」の3領域があります。

「①質を重視すべき栄養素・食品」とは、**「動物性たんぱく質」「糖質（高GI食品）」「異性化糖・果糖」「動物性脂質（脂肪）」**です。

動物性たんぱく質はAGEを多く含みます。高温で調理することが多く、調理によってAGEが増えるという特徴があります。このAGEがインスリンの作用を弱め、インスリンが分泌されても血糖値を下げる作用が鈍くなります。すると、高血糖を抑えるためにインスリンが過剰に分泌される（高インスリン血症）状態になります。インスリンが過剰に分泌される状態が長く続くと、インスリンの作用はますます弱くなっていきます。

インスリンは細胞の増加を促す性質も持っているため、インスリンの過剰分泌は肥満を引き起こしやすくなります。一方で、肥満に伴う脂肪肝（中性脂肪が肝臓に蓄積する病気）は肝臓におけるインスリンの作用を低下させ、さらにインスリンを過剰に分泌させるようになります。

このように**肥満はインスリンの作用を弱め、インスリンの作用が弱まると肥満が促進**されるという双方向の関係にあります。

メタボに影響する2つめの「②生活習慣」で注意すべきものとして、**「早食い」「睡眠不足」「夜遅い仕事」「運動不足、座りがちな生活」**があります。これらはすべて3

つめの「③摂取／消費カロリー」にも関連していきます。

たとえば、運動不足や座りがちな生活は基礎代謝率と消費カロリーの低下を招きます。筋肉量が減ると代謝が落ちるとともに、体内で十分な熱を作り出すことができなくなります。そして、低体温になるのを避けるため、筋肉が減った分を脂肪で埋めようとします。過剰に脂肪が増えれば、肥満になります。

脂肪はそのままではエネルギーにならず、エネルギーに分解されてもすぐに使わなければ脂肪に戻ってしまいます。そのため肥満になると、基礎代謝率の減少と消費カロリーの低下の原因になります。

このように肥満と基礎代謝率の減少、肥満と消費カロリーの低下についても双方向の関連があります。

また異性化糖や果糖、動物性脂質など飽和脂肪酸（124ページ）は依存症を招き、摂取カロリーの増加や食事誘発性熱産生の減少を招きます。糖質を取りすぎたことにより高血糖になり、インスリンが過剰に分泌された結果、血糖が急激に下がり、空腹感を味わいます。そこでさらに食べたい衝動がわき起こるのです。

こうして動物性脂質や糖質の過剰な摂取によって、食事による満足や喜びを感知するドーパミン受容体の数が減ってしまい、**満足できない脳**に変わっていくメカニズムが明らかになっています。

睡眠不足も過食を招きます。睡眠不足になると脳内大麻の異名を持つ神経伝達物質であるカンナビノイドが増加することがわかっています。カンナビノイドには食欲の増進や苦痛や痛みの緩和作用があり、多幸感を生み出します。この作用により、カロリー摂取量は通常より50%も増加するとされています。

このようにさまざまな要因が複雑に絡み合ってメタボは誘発されますが、大まかにでもメカニズムがわかると、CHAPTER1でお話しした「健康は食事・運動・睡眠・肌ケア」の総合力で決まるということにも納得していただけると思います。

次ページにそのメカニズムを図にまとめました。本書は、このメカニズムをもとに構成されており、最も重要な部分になります。太る・肥満・不健康にならないために取り組めることはないか、考える一助になれば幸いです。

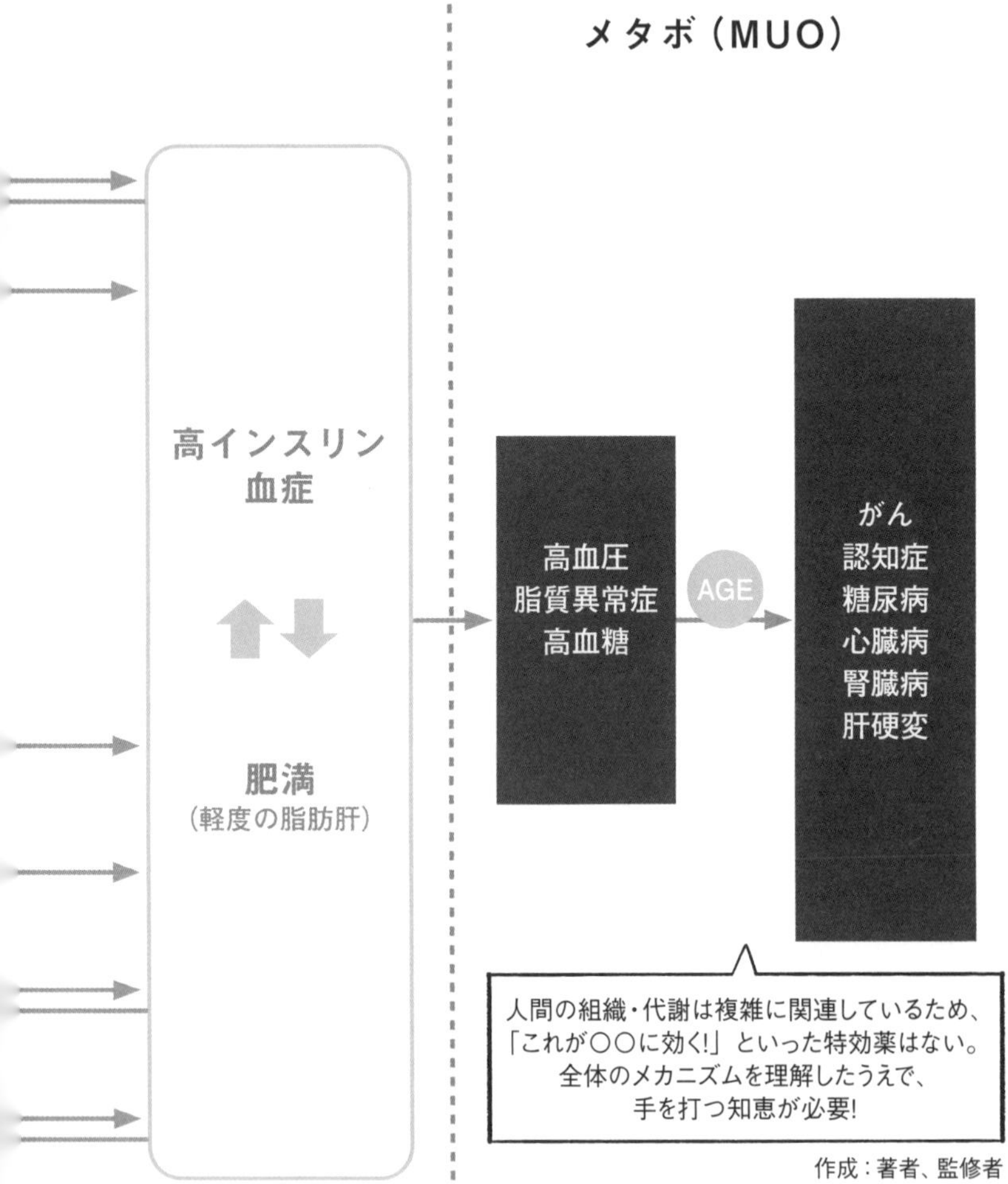

メタボ（MUO）
高インスリン
血症
肥満
（軽度の脂肪肝）
高血圧
脂質異常症
高血糖
AGE
がん
認知症
糖尿病
心臓病
腎臓病
肝硬変
人間の組織・代謝は複雑に関連しているため、
「これが○○に効く!」といった特効薬はない。
全体のメカニズムを理解したうえで、
手を打つ知恵が必要!

作成：著者、監修者

太る・肥満・不健康になるメカニズム

メタボの過程（MHO）

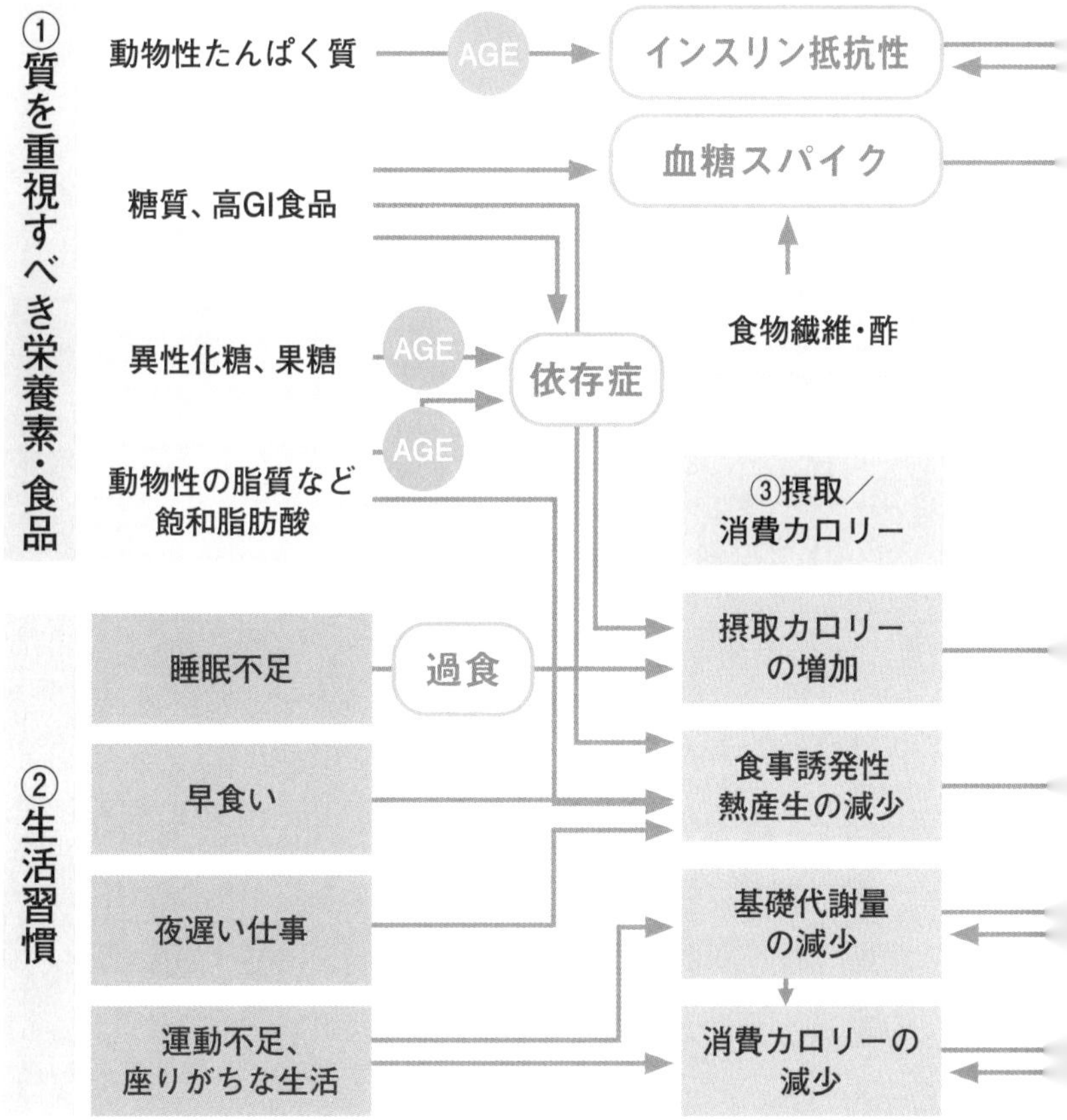

Tips
9

食事は「量」よりも「質」にこだわる

カロリーを減らすだけでは太りにくい体にならない

前項で太るメカニズムについてお話ししました。ダイエットというと「カロリーを減らす」「糖質を減らす」という量の観点に意識が向きがちですが、太るメカニズムでは、「体に悪い栄養素」が暗躍し、不健康をもたらすことがおわかりいただけたかと思います。**食材や栄養素の「量」よりも「質」にこだわるほうが、結果的に太りにくい健康な体**を手に入れやすいということです。

食べ物の質でポイントとなるのが、ＰＦＣバランスです。毎日の食事でＰ（たんぱく質）、Ｆ（脂質）、Ｃ（炭水化物：アルコールを含む）のエネルギー構成比を見ることで、それぞれの栄養素が過不足なく摂取できているかがわかります。

厚生労働省が発表した「日本人の食事摂取基準（2020年版）」では、1歳以上の人を対象として、年齢別・性別でPFCの目標量の範囲が設定されています。

PFCバランスだけでなく、食べる内容にもこだわりたいところです。

たんぱく質については、大まかにいうと「**動物性たんぱく質より植物性たんぱく質**」、**動物性たんぱく質の中でも「魚、鳥、豚、牛、加工肉」**の優先順位で食材を選ぶのがよいとされています。

動物性たんぱく質の取りすぎは腎機能に負担をかけ、がんのリスクが高まると多くの研究から明らかになっています。またAGEは魚より肉のほうが多く含まれます。脂の多いサバのほうが、脂の少ない牛ヒレよりも含まれるAGEは少ないのです。一方、ベーコンは牛ヒレの約4倍のAGEが含まれています。

たんぱく質については調理方法も大きく影響します。「**生、蒸す・ゆでる、煮る、炒める、焼く、揚げる**」の優先順位で調理するとよいでしょう。食材は加熱することによって糖とたんぱく質が結びつき、AGEが増えます。調理温度が10℃上がると、AGEは2倍に増加するというデータもあります。

残念なことに世の中には、焼き肉、天ぷら、唐揚げなど、焼いたり揚げたりすると美味しくなる食品があふれています。魚は生でもよく食べますが、肉を生で食べる機会はそれほど多くはありません。調理方法の面でも、長時間の加熱をせずに食べられる魚に軍配が上がります。

脂質については、乳製品や肉などの動物性脂肪やココナッツ油などの「飽和脂肪酸」（124ページ）を、オリーブ油、大豆油などの「植物性の油脂や魚油」に置き換えることで心臓病のリスクが低下することがわかっています。動物性脂肪を控え、オリーブ油や魚油を使うと食生活の質が上がります。

とはいうものの、オリーブ油はそれ自体が糖化・劣化するため、グレードの高いものを選ぶこと、開封後は遮光された瓶に小分けにして冷蔵庫で保管するなど、注意して使う必要があります。

またマーガリンやショートニングなどに使われる**トランス脂肪酸**は、取りすぎると悪玉コレステロール値を上げ、善玉コレステロール値を下げます。その結果、心臓病のリスクを高めるとされています。なお、同じトランス脂肪酸でも、牛や羊などの乳酸品に含まれるものについては、摂取しても問題ないことが明らかになっています。

最後に**炭水化物**ですが、炭水化物は「糖質」と「食物繊維」に分けられます。糖質は体に吸収されてエネルギー源になりますが、食物繊維はエネルギー源にはなりません。この糖質を過剰に摂取すると、肥満や高血糖、糖尿病になるリスクが高まります。

食事は「量」より「質」を重視する

項目	ポイント	対策
異性化糖・果糖	やせたいならまっ先に抑えるべき。取りすぎに注意（糖質中毒）	・炭酸飲料やスポーツドリンクを控える ・お菓子など栄養価のない嗜好品控える ・果物は皮も一緒にまるごと食べる
炭水化物	糖質は取りすぎに注意しつつ、何を食べるかの「質」に気を配る	・胚芽を含む玄米や雑穀米などを食べる ・胚芽を含む全粒粉パンやライ麦パンを選ぶ ・麺は塩分が多く、アルデンテ・パスタがよい ・甘くない糖質にも気を配る
たんぱく質	動物性のものを取りすぎず、植物性たんぱく質を多くとるよう心がける	・大豆を使った植物性たんぱく質を多く取る ・肉より魚がおすすめ ・肉の中では、鶏肉がおすすめ ・加工品は取りすぎないようにする
脂質	オリーブ油などの植物性の油脂がおすすめ。一方で、トランス脂肪酸の取りすぎに注意	・マーガリンなどトランス脂肪酸を控える ・動物性の脂質やバターを控える ・EPA＆DHA、α-リノレン酸は積極的に取る ・エクストラバージンオリーブオイルはよい選択
食物繊維や酢など	血糖スパイクやAGEを抑える、または予防する	・野菜は１日350g以上が厚労省の推奨 ・野菜はできるだけまるごと食べる ・野菜、海藻、きのこ類などを取る ・ベジファーストで血糖値上昇を抑える

反対に極度に不足すると疲労が増し、集中力が低下します。1万5000人以上を25年にわたって調査したアメリカの研究によると、糖質を取りすぎても制限しすぎても死亡率が高くなることがわかっています。

食パンや白米のご飯は血糖値を上昇させるため、玄米や雑穀を白米に混ぜて食べるのがおすすめです。また食パンよりも全粒粉や胚芽パンを食べるようにしましょう。

糖質については、後ほど詳しくお話ししたいと思います。

食事の質は食べ方も関係してきます。太るメカニズムでも紹介したように、早食いは食べるために必要なエネルギー（食事誘発性熱産生）の減少につながります。後の章でもご紹介しますが、野菜を先に食べることで血糖値の上昇を抑えることができます。

食生活の質を上げるために、楽しく気楽な気持ちで取り組んでいきましょう。

Tips 10

食物繊維・酢・レモンメカニズムの弱点を埋める

調理方法や食生活の工夫で立ち向かう

ＣＨＡＰＴＥＲ１でも触れましたが、糖質や高ＧＩ食品を過剰に摂取すると、食後に血糖値が急激に上昇し、その後、急激に下降します。この状態を血糖スパイクといいます。血糖値の乱高下によってインスリンが大量に分泌し、高インスリン血症や肥満を引き起こす原因になります。血糖スパイクが起きると、急に眠気を感じたり、倦怠感に襲われたり、イライラしたりといった症状が起こります。そのほか、集中力の低下や下痢・便秘といった消化器異常を起こす場合もあります。

しかし、困ったことに、健康診断は空腹時での計測になりやすいため、血糖スパイクを発見することが難しくなっています。

GI値とは、食品ごとの血糖値の上がりやすさを示す指数で、炭水化物を50グラム含む食品を摂取した際に、同条件のブドウ糖または白米を摂取した場合と比較して、食後2時間までの血糖値の上昇を相対値で表したものです。GI値の高い食品には、白米やパン、ジャガイモ、ニンジンなどがあります。

とはいえ、高GI食品をまったく食べないようにするのは容易なことではありません。そこで**血糖値の急激な上昇を抑える強い味方になるのが、食物繊維と酢**です。糖質・高GI食品が血糖スパイクを助長するのに対して、食物繊維・酢はそれを抑える働きがあります。

食物繊維は人間の消化酵素では分解できない成分の総称です。野菜やきのこ、海藻などに豊富に含まれます。体内で消化・吸収されないため、かつては体に不必要なものと思われていましたが、今では、炭水化物、たんぱく質、脂質、ビタミン、ミネラルに次ぐ第6の栄養素と呼ばれるほど、重視されています。

食物繊維は便通を改善する効果があることで知られていますが、血糖値の急上昇も抑えます。

食事で取る糖質は体内でブドウ糖になり、小腸で吸収されます。その吸収を食物繊維は緩やかにします。また、食物繊維には粘着性があり、胃腸内での移動がゆっくり

食事と血糖スパイク

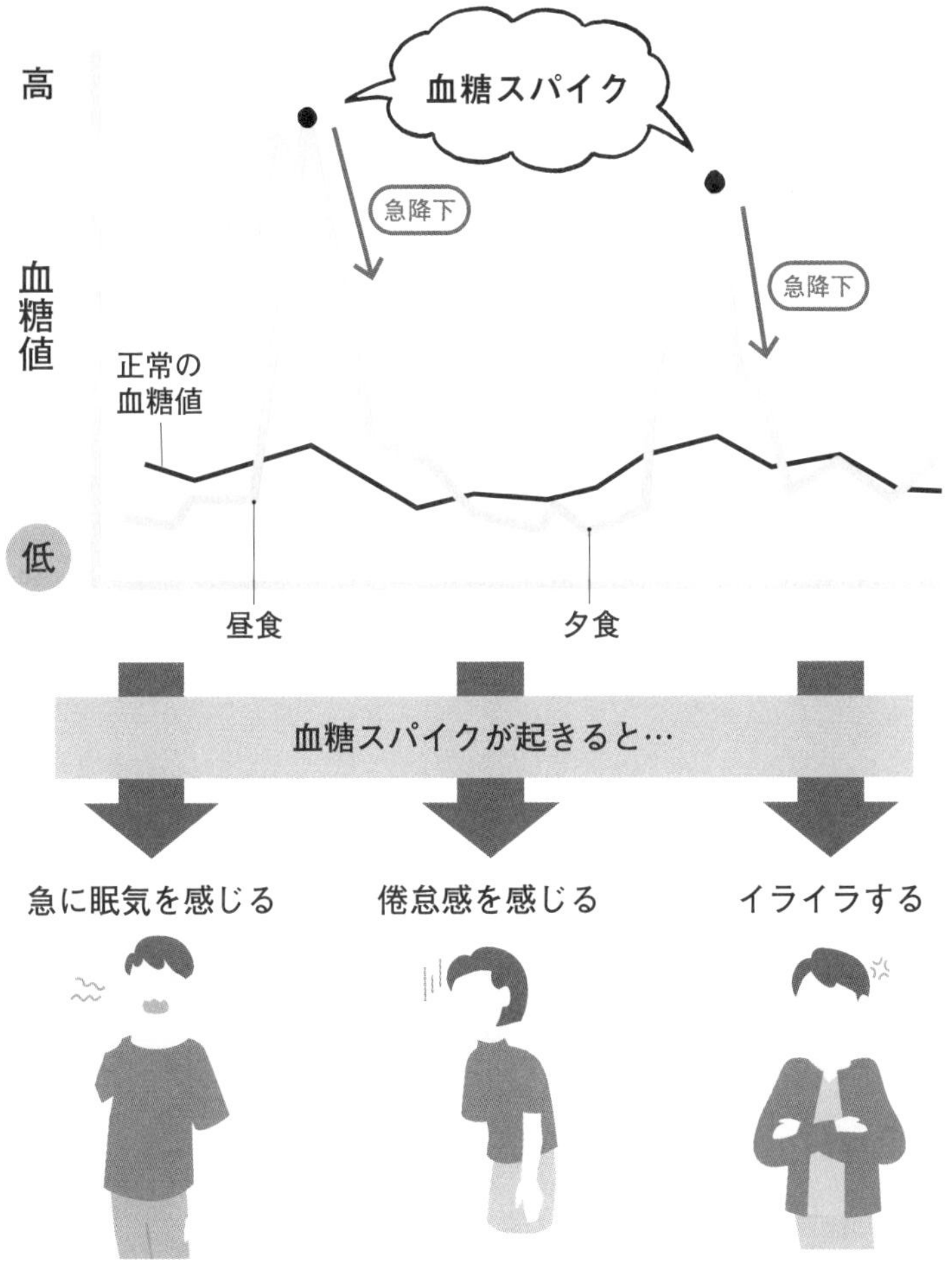
高
血糖値
低
血糖スパイク
急降下
急降下
正常の
血糖値
昼食
夕食
血糖スパイクが起きると…
急に眠気を感じる
倦怠感を感じる
イライラする

になるため、空腹を感じにくいというメリットもあります。

酢についても同様の働きがあります。腸管の動きをスローにし、糖の吸収をおだやかにします。また、酢の酸性が糖とたんぱく質との結びつきを抑えるため、AGEを溜め込まない働きがあります。

レモンにはクエン酸が豊富に含まれており、その酸味でAGE化を抑えることが期待されています。また、レモンは柑橘類の中ではトップクラスのビタミンC含有量を誇ります。

老化の大きな原因に、AGE化のほかに酸化があります。取り込まれた酸素の2～3%は体内で有害な活性酸素に変化します。活性酸素が過剰に生み出されると、生活習慣病や老化を促進します。活性酸素を阻止するために、人体は抗酸化酵素を備えていますが、抗酸化酵素の主成分がたんぱく質であるため、糖化してしまうと機能しなくなります。

このように**糖化と酸化も互いに関連**しています。レモンは抗酸化作用のある代表的な食材で、糖化と酸化の凶悪タッグに対抗することも期待されているのです。

前項でAGEを溜め込まないためには、高温調理はなるべく避けるようにお話ししました。どうしても食べたい場合は、肉を焼いたり揚げたりする前の下ごしらえで、レモンや酢、ワインビネガーなど、酸味の強い液体でマリネしてみてください。加熱調理した際に過剰に得られるAGEの約40〜60％が抑えられることがわかっています。無理なく上手に食生活を工夫して、食べる喜びを失わずにいたいものです。

Tips 11

「早食い」「睡眠不足」「夜遅い仕事」「運動不足」「座りがちな生活」はNG

生活習慣で気をつけたいこと

太らないために何をすればよいか、ここでは食材や調理方法以外の生活習慣での注意点についてお話しします。

太るメカニズムにおいて「早食い」「睡眠不足」「夜遅い仕事」「運動不足」「座りがちな生活」が、摂取カロリー・消費カロリーに影響を与えることはすでにお話ししました。この生活習慣の4大要因について、日常生活で工夫できることがあります。

まず**早食い**の傾向は、仕事が忙しい人、一人で食事をすることが多い人、ファストフードをよく食べる人に強く出ます。急いで食べるよりもよく嚙んで食べるほうが、食後のエネルギー消費量（食事誘発性体熱産生）が上がることが明らかになっています。早食いによりエネルギー消費量が下がると、肥満につながりやすくなります。

血糖値が下がると、空腹を感じて脳が食べる指令を出し、食事をして血糖値が上がると、満腹中枢が刺激されて食べるのをストップする指令を出します。早食いは満腹中枢が刺激される前に食事が進んでしまうことを意味します。

早食いがクセになっている人は箸置きを活用しましょう。食事中にときどき箸を箸置きに置いて、会話をするなどして間隔をあけると、食べすぎの予防になります。外で友人と食事をする際は、食べるのが一番遅い人に合わせて食べるのもおすすめです。

睡眠不足は摂取／消費カロリーには関係ないと思われがちですが、過食につながることが研究でわかっています。睡眠時間を前半の4日間は8・5時間、後半の4日間は4・5時間とする実験をしたところ、睡眠が不足した後半の4日間は3食しっかり食べているにもかかわらず、空腹を訴え続けました。

理想の睡眠時間は毎日7・5時間程度。忙しくて難しい人は睡眠の質を高めることで、ある程度は睡眠不足をカバーすることができます。ゆっくりと入浴し、寝る前はテレビやスマホを消し、薄暗い照明にして副交感神経を優位にしていきます。寝酒や深酒も眠りの質を低下させるため控えたほうがよいでしょう。

夜遅い仕事の人は、どうしても食事時間も夜遅くになりがちです。夜型と朝型の食生活を比較したところ、夜型のほうが、食事誘発性熱産生が低くなったことがわかっています。食事の時間をできるだけ早めるとともに、夜の食事は温かく消化のよいものを取るようにしましょう。

運動不足は基礎代謝量の低下に影響します。「年を取っていくと代謝が落ちてやせにくくなった」という言葉をよく聞きますが、基礎代謝量は10代がピークでその後低下していきます。エネルギーを使うのは、心臓や脳のほかに手や足があります。そのため経年とともに筋肉が落ちると、基礎代謝量も落ちていき太りやすくなるという理屈です。

筋肉をつけるために週1～2回程度の運動が望ましいのですが、日常生活の中でも、昼食のときはできるだけ遠くの店に行く、ひと駅前で降りて歩く、階段を使う、といった工夫をするとよいでしょう。

最後は**座りがちな生活**です。デスクワークの人は気がつくと、何時間も座りっぱなしだったということもあるでしょう。座ったままの状態を続けると、消費カロリーが少なくなりがちです。

実は、運動より日常の生活動作のほうがはるかにカロリーを消化します。日常の生活動作にはテレビを見たりゲームをしたりといった〝座って行う動作〟と、家事をしたり買い物をしたりといった〝立って行う動作〟がありますが、消費カロリーはもちろん後者のほうが圧倒的に多くなります。

肥満の人と肥満でない人では、肥満の人が座って過ごす時間が2〜3時間長く、この時間を立って行う動作に置き換えると、1日300〜400キロカロリーのエネルギーを余分に消費できるという研究もあります。

日中は30分に1回は立ち上がり、軽く歩いたり、階段を使ったりするなどして、立って行う動作を増やすようにするとよいでしょう。会社勤めの人であれば、階段を使って別の階のトイレを使うのもおすすめです。

Tips 12

あなどってはいけない健康的な肥満

代謝に異常のない肥満もやがてはメタボに

太ること、肥満であることがメタボにつながり、やがてさまざまな病気を引き起こすと聞くと、太っていても健康な人はいるのでは？　と疑問に思う人もいるでしょう。

CHAPTER1でお話ししましたが、日本ではウエストのサイズが一定以上あり、「脂質」「血圧」「血糖」のうち2つ以上に異常があると、メタボと診断されます。一方、BMI値（体重÷身長÷身長）が25以上は肥満と見なされますが、肥満でも前記の3つの数値に異常のない人もいます。そのような状態の人を、代謝的に「健康的な肥満（MHO）」と呼んでいます。

代謝的に健康な肥満者は、不健康な肥満者よりも内臓脂肪が少なく、皮下脂肪が多いとされ、高血圧症、糖尿病、心疾患の人より致死率は高くないというデータがあります。皮下脂肪は文字どおり、皮下組織につく脂肪です。皮下脂肪が多いと、太ももやお尻まわり、下腹部など、下半身の肉づきがよくなり、指で脂肪をつまむことができます。それに対して内臓脂肪は、胃、腸などの臓器のまわりに蓄積されており、目に見えにくいのが特徴です。

メタボの診断基準は国によって違いますが、日本では、内臓脂肪が脂質異常症（高脂血症）や高血圧、高血糖を招くとされ、内臓脂肪を減らすことこそが生活習慣病の防止に直結すると考えられています。ウエストの周囲径を診断の必須項目としているのも、内臓脂肪の蓄積をウエストの周囲径で判断しているからです。

では、**内臓脂肪が少なければ太っていても健康なのかというと、そうではありません。**最近では健康的な肥満であっても、長く観察していくと疾患のリスクが高まることがわかってきました。**代謝的に健康な状態はあくまでも一時的なもので、経過とともにメタボに向かっていく**と考えられています。

また、「親が太っていると子どもも太っている」という話をよく耳にしますが、子どもの肥満は親からの遺伝的な要因が強いことが知られています。

原始時代にさかのぼれば、狩りで得た食料を保存することができなかったため、脂肪をしっかり溜め込んで飢えに備えていました。現在のように食料があふれる時代が来ることは想定されていませんでした。人類にとっては高血糖よりも、低血糖のリスクを減らすことが大切だったのです。**こうした体質を私たちは祖先から受け継いでおり、誰でも太りやすくなっている**といえます。

最近では遺伝だけでなく、親が生涯の間に身につけた性質が子孫に受け継がれるという説もあります。スウェーデンの山間地のある村では19世紀に何度も凶作になり、人々は飢えに苦しめられました。この村の住民調査を行ったところ、父親が成長期に十分に食料を摂取できていなかった場合、息子は心臓病になりにくく、反対に祖父が十分に摂取できていた場合、孫息子は糖尿病にかかりやすいことがわかっています。これはある時期の食料事情が体質に影響し、後世まで遺伝する可能性を示しています。

また、両親の生活習慣が子どもの肥満に関係しているとする研究もあります。両親が肥満な子どもは、朝食を食べない、食べる速度が速い、テレビの視聴時間が長い、睡眠時間が短いなどの傾向があるとしています。

子どもの肥満は放置するとしだいに増強され、ほぼ全員が大人の肥満に移行します。**健康的な肥満の状態はあくまで一時的なもの**だということを肝に銘じ、今日から少しずつでも対策を実行していきましょう。

健康的な肥満（MHO）も健康リスクは高い

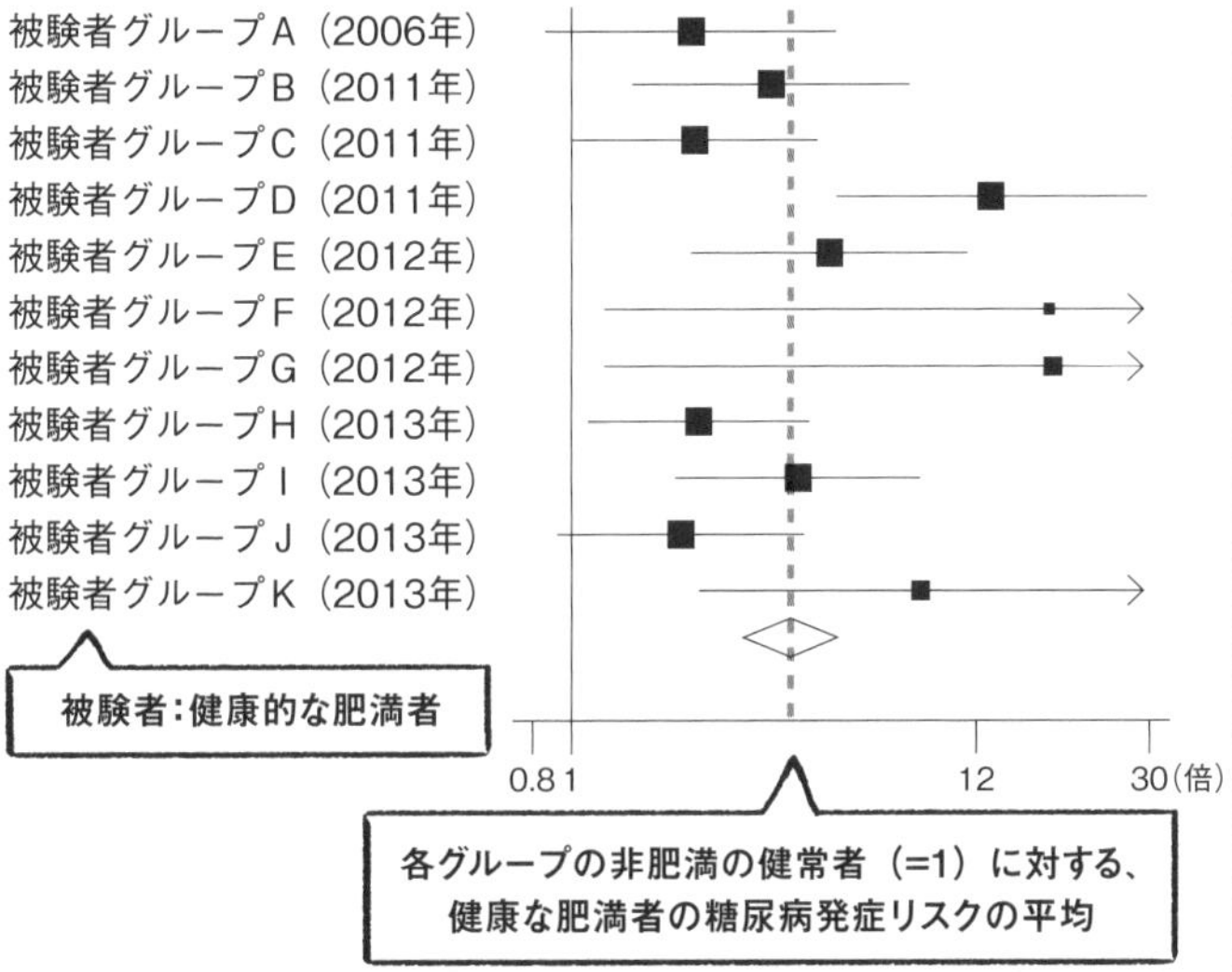

出典：「Obesity Reviews 2014;15:504-515」より作成

太っていない正常な人に比べて、
糖尿病の発症リスクは約4倍とデータは示している

健康的な肥満（MHO）でも糖尿病リスクは高い！

健康的な肥満（MHO）にも健康リスクはあり、
“健康的”という字面に安心するのはNG！

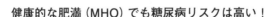

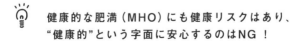

Tips
13

太りやすくなったら糖尿病に注意

体重がメッセージを送っている

40歳代から急速に増える糖尿病。糖尿病は血液の中にあるブドウ糖の濃度、つまり血糖値が正常より高くなる病気です。初期のころは自覚症状がほとんどありませんが、高血糖の状態が続くと、脳卒中や心臓病などさまざまな合併症を引き起こします。

血糖値の正常な範囲は80～140mg／dlというとても狭いものです。体内の臓器にとって、ブドウ糖は最も重要なエネルギー源ですが、並行して脂肪やたんぱく質もエネルギー源として利用しています。

ただし、脳と赤血球はブドウ糖しかエネルギー源として使えません。脳や神経へのブドウ糖の供給が不足すると、意識障害を起こすこともあります。そのため低血糖は命に関わる一大事です。

その一方で高血糖の状態が長く続くのも危険です。血糖値が高くなりすぎても低くなりすぎても危険なので、体内では血糖値を常に調整していて、正常な範囲に収まるようにコントロールします。

血糖値をコントロールするために体内には少なくとも6つのホルモンがあります。実はその中で**血糖値を下げる働きをするホルモンはインスリンのひとつだけ**です。それ以外はすべて血糖値を上げる働きをするホルモンなのは、とても不思議なことのように思えます。

これは人類史の中でほとんどの期間を飢餓との戦いに費やしてきたことに関係があります。長い間、高血糖よりも低血糖のリスクを減らすことが重要だったのです。前項でも触れましたが、長い歴史の中で血糖値が上がりやすい体のつくりになっているのです。

そして、ものすごい速さで食生活が変化していきました。レストランやコンビニで、時間がないときでもすぐに手に入るジャンクフードが氾濫しています。栄養価が低く、カロリーが高くて美味しい食べ物を好きなときに食べられる食生活に、体は適応できていない状況なのです。

この状況下でインスリンが孤軍奮闘しますが、すでにお話ししたとおり、運動不足や食べすぎで溜め込んだ脂肪の出す悪玉のコレストロールがインスリンの効果を弱め、血糖値が下がらないため、大量のインスリンが分泌されます。この状態が続くと、インスリンが糖を脂肪に移動する動きが活発化して、肥満や軽度の脂肪肝が発生します。最終的にメタボとなり、糖尿病や心臓病など生活習慣病を引き起こすという流れになります。

つまり、**太りやすくなってきたら、すでに糖尿病予備軍**だということです。

健康診断で採血するときは空腹時に行うことが多いことは皆さんご存じでしょう。空腹時の血糖値は109㎎／dlまでが正常値とされますが、**100～109㎎／dlは正常高値とされ、糖尿病や糖尿病予備軍の可能性**があります。

糖尿病はできるだけ早く発見して、すみやかに対策を立てたいものです。そのためには空腹時の血糖値だけでなく、食後の血糖値を測定したり、ブドウ糖負荷試験を受けたりすることも大切です。

太り始めたらそれは糖尿病への道を歩んでいることは明らかです。毎日体重を測り、その推移を見守ることから始めましょう。

高血糖の呪い

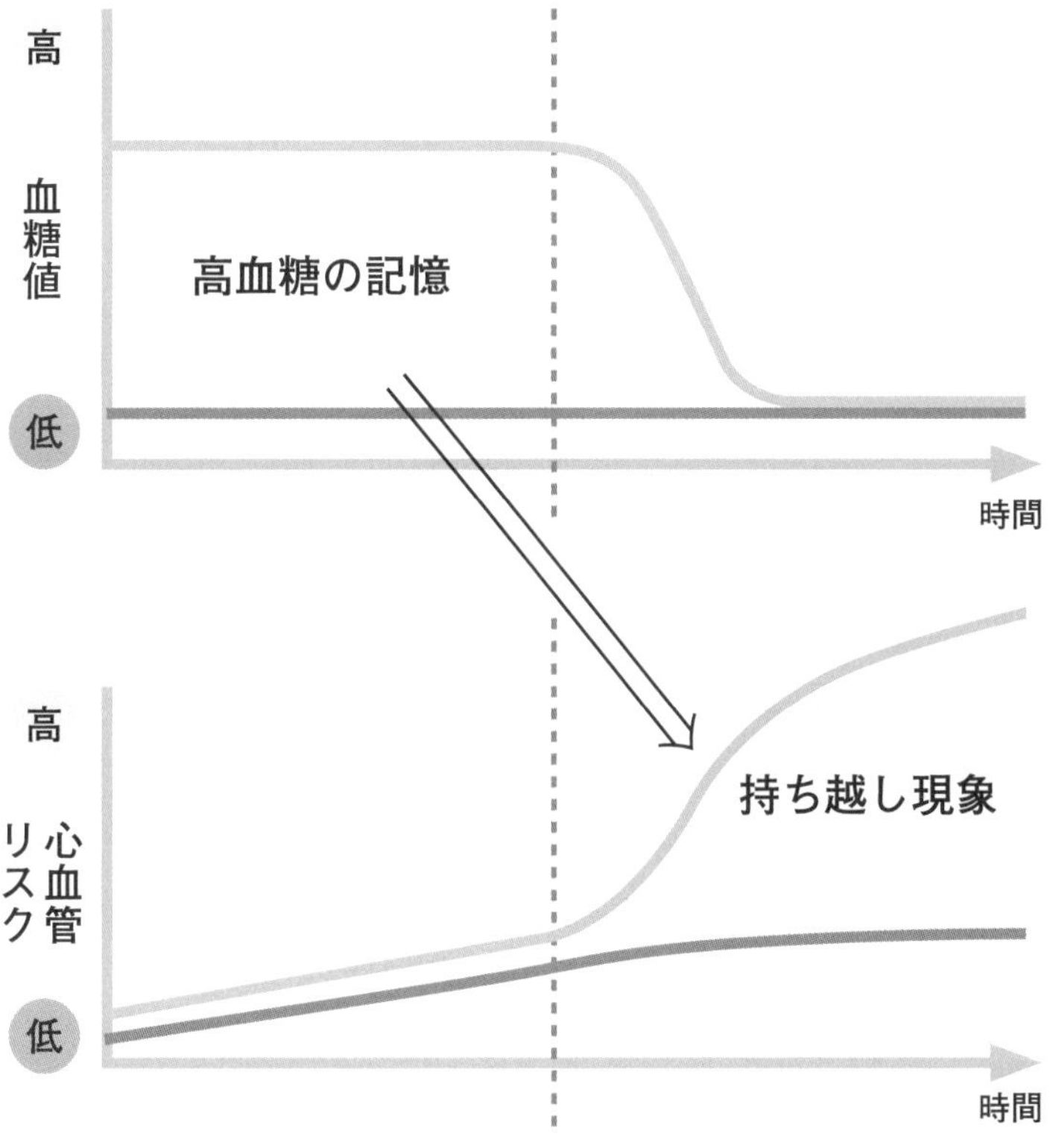

作成：監修者

高血糖の状態が長く続くと体に記憶され、
血糖値が正常になっても
合併症等の発症リスクが高まる

Tips 14

糖質中毒に陥りやすい理由

血糖値は上がらなくても肝臓にダメージ

糖質制限ダイエットは最近の定番です。なぜ糖質を制限するとやせられるのか。血糖値の上昇を抑えることでインスリンが過剰分泌せず、余分な糖分が脂肪になるのを防ぐことができるからです。

糖質制限は糖尿病治療にも活用されており、短期的には一定の効果があります。しかし、太るメカニズムでお話ししたように、さまざまな要因が絡み合って肥満、そしてメタボへ移行していきます。**特定の栄養素だけを制限すれば生活習慣病を予防できると考えるのは間違い**であることは明白です。

糖質が悪者にされがちなのは、血糖値の上昇との関連のほかに、**糖質中毒**と呼ばれる中毒性があるからです。疲れたときに甘いものが欲しくなりますが、それは脳の正常なサインです。糖質中毒とは、必要ないのに食べたくなってしまう症状を指しています。かつてアメリカでは、太っている人は自己管理ができない人とされ、解雇の理由にもなったと聞いています。しかし、肥満は自己管理や体質だけではなく中毒性の問題でもあるのです。

中毒性といってもすべての糖に当てはまるわけではありません。注意したいのは**異性化糖**（ブドウ糖と果糖を主成分とする液状の糖）と**果糖**（糖質の最小単位の単糖類のひとつ）です。

詳しくはCHAPTER3でお話ししますが、砂糖の原料はサトウキビやてん菜、異性化糖の原料はトウモロコシやでんぷんです。砂糖がブドウ糖（果糖と同様に糖質の最小単位の単糖類のひとつ）と果糖の分子が1個ずつ結合している状態なのに対し、異性化糖はブドウ糖と果糖がばらばらに混じり合っています。そのため、**砂糖よりも異性化糖のほうが体に速く吸収され、血糖値を上げやすく**なっています。

この異性化糖を作ったのは日本の研究者です。1960年代に砂糖の代替として世界に先駆けて大量生産の道を切り開きました。当時キューバ革命で砂糖を輸入できなくなっていたアメリカの大手清涼飲料メーカーがこれに着目し、世界で販売したことから広く普及するようになりました。異性化糖は砂糖よりも価格が安いうえに扱いやすく、大量の運搬や保存が可能なことから、飲料品や加工食品に使われています。

実は、異性化糖に含まれる**果糖は摂取しても直接血糖値を上げることはありません。**血糖値は血中のブドウ糖の濃度だからです。ただし、アルコールと同じく肝臓に直行し、ブドウ糖に変換されます。**果糖を過剰に摂取すると2週間で脂肪肝になるという話もあり、中性脂肪の増加やインスリンの効きを弱めて糖代謝の悪化につながる**おそれがあります。

果糖は直接的に血糖値を上げることがないため、食欲にストップをかける満腹中枢が刺激されません。そのため、いくら摂取しても空腹感が解消されず、取りすぎの原因になっていると考えられています。果糖は果物にも含まれていますが、食物繊維と一緒に取るため、こちらは吸収がおだやかです。ビタミンやミネラルなども豊富ですから、果物は生で食べるなら老化対策の強い味方です。ただし、一般にメロンやスイカなど冷やすと美味しい果物には、果糖が多く含まれます。

異性化糖でも甘みを強くするためにブドウ糖の一部を果糖に変えています。40℃程度の温度であればブドウ糖も果糖も甘みは同じぐらいですが、6℃程度になると、果糖はブドウ糖の3倍の甘みを感じるようになります。中毒性には要注意です。

Tips 15

慢性炎症を引き起こす活性酸素とAGEの負のスパイラル

病気や老化の多くはたんぱく質の劣化が原因

「老化とは何ですか？」と問われたら、みなさんはどう答えますか。

老化は端的にいうと、**たんぱく質の劣化**です。たんぱく質の劣化の引き金となるのが、**「酸化」と「糖化」の凶悪コンビ**です。

酸化は糖化よりも以前から、老化を加速するものとして知られてきました。体に取り込まれた酸素が全身の細胞のエネルギー代謝に使われる過程で、一部の酸素が活性酸素に変化します。この活性酸素が細胞のたんぱく質を傷つけて劣化させます。

そして近年、老化を促進する要素として注目されているのが、糖化です。体内で過剰になった糖がたんぱく質に貼りつき、体温で温められてたんぱく質を焦がして劣化させ、形を大きく変えていきます。この劣化したたんぱく質がすでにお話しした「AGE（終末糖化産物）」です。たんぱく質がAGE化してしまうと、たんぱく質の働きが劣化してしまいます。

たんぱく質は体のあらゆる場所に存在しています。筋肉、臓器、皮膚、骨、毛髪の主要成分であり、体の機能を成長させるホルモン、酵素、抗体などの材料になります。酸化の原因となる活性酸素は酵素によって分解されますが、**たんぱく質がAGE化することによって酵素の働きが落ち、活性酸素が増える**ことになります。

さらに、AGEは**臓器や細胞に炎症を引き起こす**原因物質であることが近年の研究で明らかになっています。炎症とは、内的・外的ストレスに対する生体防御反応で、急性炎症と慢性炎症があります。

急性炎症は細菌やウイルスが体の中に侵入しようとしたときにさまざまな細胞などの体内成分がその排除に動いた結果、組織が赤く腫れ、痛みと熱感を持つ現象です。

一方、**目立った症状がなく長年にわたって炎症が続くのが慢性炎症**です。「くすぶり型炎症」と呼ばれ、徐々に細胞や臓器障害を引き起こします。くすぶり型炎症は食事や喫煙、高血糖などによって引き起こされますが、おもな原因が活性酸素とAGEです。

AGE（終末糖化産物）とは？

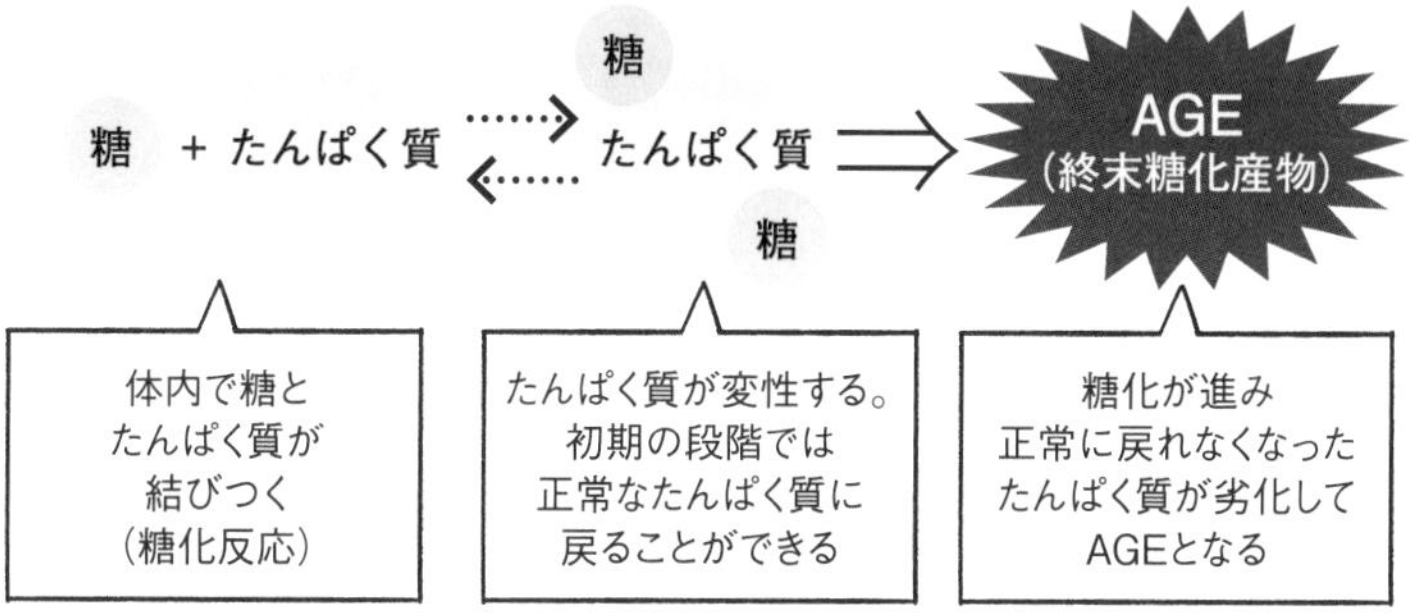

AGEが体に及ぼす悪い影響

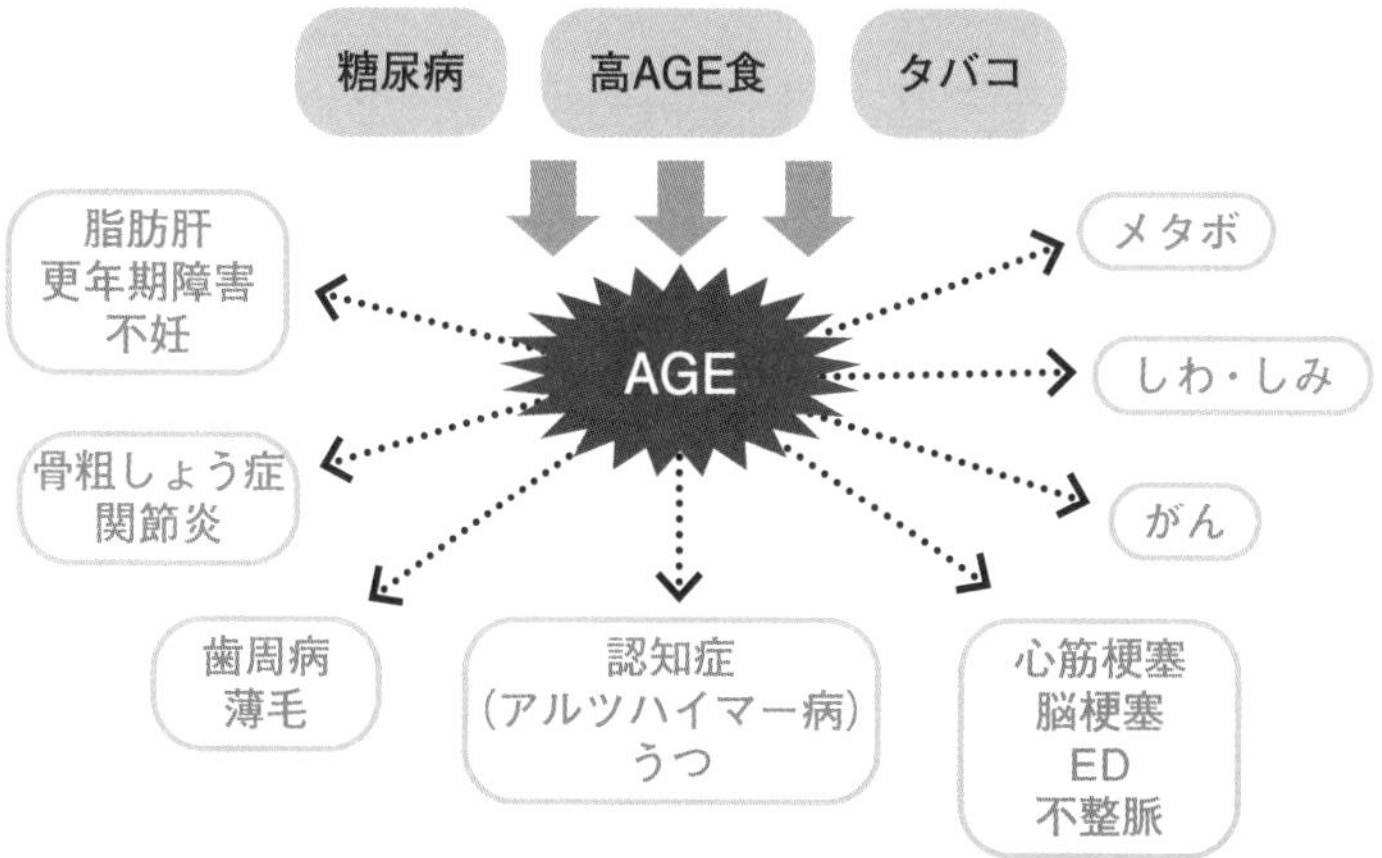

作成：監修者

**AGEは生活習慣病や肌の老化など、
体にさまざまな悪影響を与える！**

活性酸素とＡＧＥによってくすぶり型炎症が発生し、くすぶり型炎症がＡＧＥの蓄積を促して活性酸素の発生を促す。ＡＧＥと活性酸素が繰り広げる、まさに負のスパイラルです。

たんぱく質の**AGE化は肌のたるみ**にも影響します。

肌ケアでよく出てくる「コラーゲン」もたんぱく質です。コラーゲンは細胞を下から支えるクッションの役割を担います。皮膚の下にあるコラーゲンが支えていることで肌は弾力性を保ちます。

体内のたんぱく質の約３割はコラーゲンであるといわれ、最も多いたんぱく質です。皮膚はもちろん血管、目、骨・軟骨、脳などあらゆる場所に存在します。コラーゲンがＡＧＥ化すると、細胞はコラーゲンが支えるクッション性を失い、ゴツゴツとした岩場の上で動くことになります。そのため細胞に機能障害が現れてきます。

コラーゲンの働きも劣化するため、血管のコラーゲンがＡＧＥ化すると動脈が硬くなり（**動脈硬化**）、目のコラーゲンがＡＧＥ化すると水晶体が濁って**白内障**が起こります。脳のコラーゲンがＡＧＥ化するとアルツハイマー病の原因のひとつとされる**老人斑**（脳にできたシミ状の斑）の形成が助長されます。

１００歳以上の高齢者には、「糖尿病が少ない」「慢性炎症が軽度」ということが共通しています。酸化と糖化の負のスパイラルから抜け出すには、糖化への対策をおすすめします。糖化については、**体内で作られるAGEのほかに、喫煙やAGEの多い食べ物といった外から入ってくるAGE**があります。良質な食材を選び、調理法を工夫することで、AGEの蓄積をコントロールできる可能性が高まります。

人間は1日経てば、1日分老化しているはずですが、昨日と今日の差を自覚することはできません。しかし、10年20年経過すると、あの頃の自分と今の自分は明らかに違います。老化対策も同じことです。1日努力して翌日に何かが変わるわけではありません。けれども、**10年20年と積み重ねていくと、確実に大きな差**が生まれます。腰を据えて生活習慣を少しずつ見直していきましょう。

Tips 16

AGEで高まる病気のリスク

防衛機能を攪乱・低下し病気を誘発

AGEはたんぱく質を劣化させ、機能を低下させるだけではありません。自ら細胞に攻撃を仕掛け、さまざまな病気を引き起こします。AGEの攻撃の起点となるのがRAGE（レイジ）です。

RAGEはすべての細胞の表面にある鍵穴のようなへこみです。**RAGEの穴にAGEが入り込むと炎症反応を起こして活性酸素を生み出します**。この活性酸素がAGEを作り、RAGEも増えるという悪循環が生まれます。

RAGEは常に害があるわけではなく、胎児が母体にいる間は中枢神経細胞の発達を促す役割があるとされます。生後も、脊髄などの神経が損傷した場合に、神経を再生する役を果たしているのではないかと考えられています。

ところが、AGEとRAGEが結びつくと、AGEが長期にわたって組織にとどまり続けることになり、活性酸素を生み出し、〝高血糖の呪い〟を引き起こします。

たとえば、悪玉コレステロールが増えすぎると、活性酸素の影響で変化して過酸化脂質になります。すると、白血球のひとつであるマクロファージに食べられ、カスが残ります。これが血管壁の内側に積もり、いわゆるプラークになります。

このプラークが何かの拍子に破裂すると、血小板は血管が破れたと勘違いしてかさぶた（血栓）を作ります。その結果、血流が堰き止められて心臓や脳への栄養が遮断され、**心筋梗塞**や**脳梗塞**につながります。

また、血管のコラーゲンがAGE化すると、高血圧を引き起こします。そして、血管の弾力性が失われ、硬い鉄パイプのようになります。すると、**上の血圧は上がり、下の血圧は下がる**現象が起きます。こうしたタイプの人は、すでに**血管にAGEが溜まっている**と推測できます。

また、前項で脳の老人班の話をしましたが、**アルツハイマー型認知症の患者**はその原因となる、たんぱく質の一種であるアミロイドβのAGE化が3倍進んでいるという研究もあります。

新型コロナウイルス感染症についても、糖尿病で血糖値が十分にコントロールできていない場合に重症化し、死亡のリスクが高まることが報告されています。多くの研究で糖尿病の人はウイルスや細菌に感染しやすく、重症化のリスクが高いと報告されています。**AGEが免疫細胞の機能を低下させたり、攪乱させたり**して、ウイルス感染症の重症化に関連していることを示唆しています。

ここまで紹介したのは、AGEが溜まることでリスクが高まる老年病のほんの一部です。生涯にわたって健康でいるためにもAGEを定期的に測定し、AGEが少なくなる生活習慣を整えていくことが、今まで以上に重要になってくるでしょう。

Tips 17

AGEが多い食品・調理法を控えよう

高温で長時間熱するほど体には悪い

ここまでAGEが老化や多くの病気に関わっていることをお話ししてきました。AGEにはタバコや食事など外部から入り込むものと、高血糖状態が続くことなどにより体内で作られるものがあります。

食事に含まれるAGEの7％は体内で吸収されます。また体内に存在するAGEの約3分の1は食事に由来するといわれています。尿中のAGE排泄量が多いほど将来の認知機能の低下スピードが速まるという研究もあります。食事由来のAGEが体に大きな影響を与えていることがわかります。

見方を変えれば、食生活を中心とした生活習慣の改善でAGEの蓄積を抑えれば、老化のスピードを緩やかにすることができます。

ＡＧＥを多く含む食品の摂取や、ＡＧＥを高める調理法を減らすことはすぐにでもできます。**「今すぐ」「少しずつ」「毎日」**気をつけることで、数カ月も経てば、体調の変化を実感できると思います。中高年以降はもちろんのこと、若い人や子どもも取り組むべきです。早くから取り組むほど、体の劣化を遅らせられます。

調理方法の基本はたったひとつです。高温で長時間調理することはできるだけ避ける、それだけです。53ページで触れたように、**「生→蒸す・ゆでる→煮る→炒める→焼く→揚げる」の順にＡＧＥ量は増えます。**

体内では、たんぱく質にまとわりついた糖が体温で温められ、焦げた状態になるとＡＧＥ化されますが、調理についても、加熱によってこんがり焼けて美味しそうな食べ物ほど、残念ながらＡＧＥが大きく増えています。

『ＡＧＥデータブック　数字でわかる老けない食事』（万来舎）のデータによれば、たとえば、食パンの場合、生で食べたときのＡＧＥ量は49キロユニットですが、トーストにすると78キロユニット、バターをのせてトーストにすると２４３４キロユニットに跳ね上がります。バターの糖質がたんぱく質と結びついて長く加熱されるのが理由です。バターをのせるなら、トーストにした後にすれば、ＡＧＥ量を抑えられます。

また高温で揚げたり焼いたりするよりも、水からゆっくりと熱を通したほうがAGE量は少なくなります。白いご飯のAGE量は16キロユニット、卵雑炊で153キロユニットですが、チャーハンは7987キロユニットです。チャーハンは油で炒めることと、AGEの含有量の多いチャーシュー（30グラムを想定）が加わることが関係しています。仮にチャーシューが20グラムの場合のAGE量は6016キロユニットまで下がります。

ちなみに**電子レンジは焦げた状態にはなりませんが、マイクロ波で食品の分子を振動させて高温にするため、AGE量を大きく増やします。**長時間の加熱や温め直しはなるべく控えましょう。

食材によってもAGE量は異なります。「**肉↓魚**」、「**加工肉↓牛肉↓豚肉↓鶏肉**」の順に少なくなることを覚えておきましょう。野菜類は基本的に少なめです。

1日のAGEの許容量の目安は1万5000キロユニットです。単品で1万キロユニット以上のものもあるので注意してください。特に外食のメニューで多くなっていきます。

たとえば、「うな重（1万4153）」「カツカレー（1万1664）」「カルボナーラ（1万4961）」「ミックスピザ（3万8881※23㎝1枚）」「焼肉（1万185

0※カルビ)」「サーロインステーキ(2万2644)」「ヒレステーキ(1万7026)」「豚ロースステーキ(1万9971)」「鶏モモステーキ(1万6482)」「豚の生姜焼き(1万48)」「ハンバーグ(1万1771)」です(単位:キロユニット)。

サーロインステーキについては、超レアにするとAGE量はかなり下がりますし、直火焼きにすると脂が落ちるため、フライパンで焼くよりもAGE量は下がります。調理法の影響はとても大きいのです。

AGE量を正確に測るのは難しいのですが、AGEが高い料理の傾向は何となくつかんでいただけたのではないでしょうか。サーロインステーキを食べるなとはいいません。高AGEの食事をしてしまったときは、2〜3日は低AGEの食事にしてバランスを取りましょう。

その食べ方で大丈夫?

食事の
ホント・ウソ

Tips 18

40代、50代で老化対策をしても手遅れというのはホント？

× ウソ

老化対策に「手遅れ」はありません

「今までさんざん不摂生をしてきたのに、老化対策をしても手遅れなのでは？」と不安に思う方も多いかもしれません。

老化の元凶であるＡＧＥは、私たちの誰もが体内に蓄積しています。体内で余った糖が体温で温められてたんぱく質を焦がすことでＡＧＥが生まれます。

今まで体内で作られたＡＧＥは、残念ながら元のたんぱく質には戻りません。若かりし頃に暴飲暴食を繰り返し不規則な生活を送ってきた人は、すでに相当のＡＧＥが溜まっていて、過去のツケを解消することはできません。

しかし、老化対策に手遅れはありません。これから人生１００年時代に突入します。

現在40代、50代の方でもまだ人生の折り返し地点です。**今から始めても50年先には大きな差が出ます**から、少しずつでも取り組むべきです。

若い頃は生活習慣が乱れていても自覚症状がなく、体に悪影響があることに気づきにくいものです。「昔は飲み会の後にラーメンを食べても太らなかったのに、今はどんどん太ってしまう……」と感じている人は、それが自分の体からのSOSと考えて今すぐ取り組みましょう。

老化対策といっても、決して難しいことはありません。まず取り組みたいのは「**口に入れるものから変えていく**」ことです。

老化対策は食事・睡眠・運動・肌ケアの総合力で決まりますが、その中でも食事が特に重要です。睡眠や運動、肌ケアは、仕事が忙しいとどうしてもおろそかになってしまいますが、**食事であれば自分でコントロールできる**部分が大きく、今すぐ始められます。

揚げ物を控える、栄養がないお菓子は口にしない（ご褒美にとっておく）、野菜や植物性たんぱく質をできるだけ多く食べる、といったことを心がけるだけでよいのです。少しずつでも取り組んでいくことで、将来にわたって蓄積されるAGEの量を減らせます。

食事の中でも特に重要なのは血糖管理です。日本では70歳以上の男性の約3割、女性の約2割が糖代謝異常を持つことが報告されています。糖尿病はもはやありふれた病気だといえるでしょう。

CHAPTER1でお話ししたとおり、体内にはブドウ糖をエネルギーとして取り込むインスリンというホルモンがありますが、糖尿病ではインスリンの作用が破綻します。行き場を失ったブドウ糖が血液中にあふれ、慢性の高血糖が続きます。つまり**AGEが溜まりやすくなり、老化が加速**してしまう状態です。

実際、2021年の日本の男性の平均寿命は81・47歳、女性の平均寿命は約87・57歳ですが（14ページ）、糖尿病の人は男性が約71歳、女性が約75歳となっています。つまり、糖尿病で平均寿命が10年以上短くなってしまうのです。

100歳以上の高齢者は喫煙することがまれで、糖尿病を患う人は圧倒的に少なく、慢性の炎症も低く抑えられているというデータもあります。糖尿病が老化のスピードを速め、心臓病やアルツハイマー病など、さまざまな病気を引き起こす要因となっていることがうかがい知れます。

かつて「アンチエイジング」という言葉が大流行しました。年を取るのはダメになっていくということであり、年齢に抗っていかなければならないという風潮があった

老化対策に手遅れはない

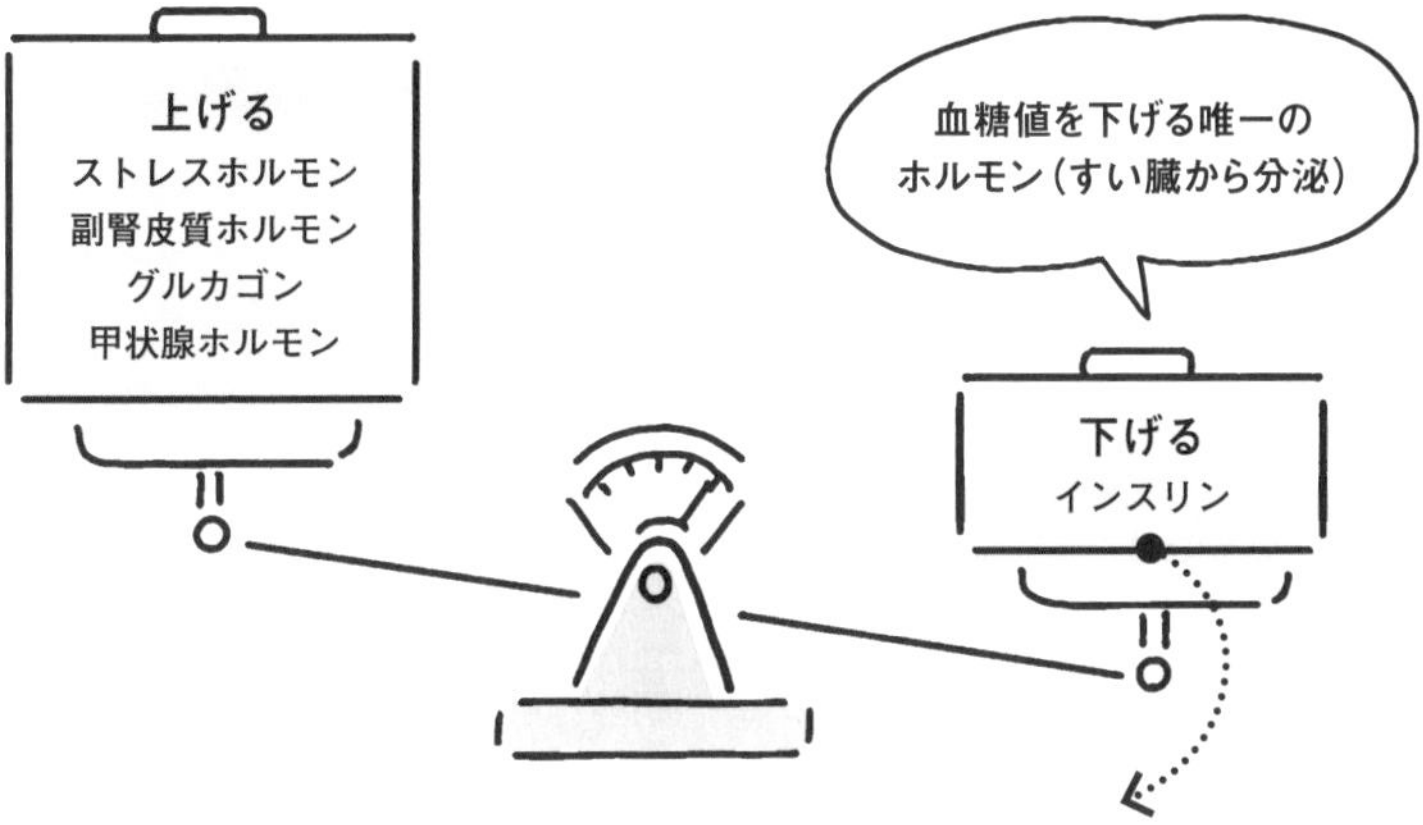

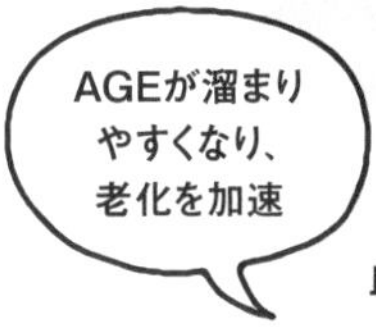

肥満・運動不足・ストレスなどが続くと
インスリンが出ていても効き目が弱くなる

⬇

血糖値を下げようとしてインスリンを大量放出

⬇

肥満や軽度の脂肪肝（未病）から
「脂質異常症」「高血圧」「高血糖」（病気）へ

何歳になってからでも進行を遅らせることはできる！

のは確かです。
しかし、年を取ることは悪いことばかりではありません。自らの積み重ねてきた経験を生かして社会に貢献できることはたくさんあります。老化が進むのを悲観したり焦ったりするのではなく、老化のスピードを遅らせながら、よりよく生きていくことが大切なのだと思います。**目指すべきはアンチエイジングではなく「ウェルエイジング（上手に歳を重ねる）」**です。

最高のルーティン

老化対策は食事から。AGEの多い食べ物を少しずつ控える。

Tips 19

黒砂糖のほうが白砂糖より健康にいいのはホント？

×ウソ

色は違っても、大差はありません

「白砂糖は漂白しているから、健康によくない」「黒砂糖や三温糖、ハチミツなど色のついているもののほうがミネラル豊富で健康によい」という説を見聞きして、砂糖の使用をためらい、わざわざ黒砂糖や三温糖を選ぶ人がいます。

白砂糖が白く見えるのは、サトウキビの絞り汁を煮詰めた後に不純物を徹底的に取り除いて結晶にしているからです。つまり、白砂糖が漂白されているというのはデマです。不純物がないため無色透明な結晶になっていて、それに光が当たって白く見えるのです。雪やかき氷が白く見えるのと同じです。

薄茶色の**三温糖**は、原材料や製造工程は白砂糖とほぼ同じです。不純物を取り除いた絞り汁（糖液）を加熱して結晶を作る際、煮詰める時間が長くなることで一部がカラメル化して色が付きます。白砂糖よりも三温糖のほうが、ミネラル分が多く含まれているのは事実ですが、三温糖に占めるミネラルの割合はせいぜい0・3％程度です。ミネラル補給に役立つレベルではありません。

沖縄土産として有名な**黒糖（黒砂糖）**は、サトウキビの搾り汁をそのまま煮沸濃縮し、冷却して製造したものです。糖分のほかにカリウム、カルシウム、鉄など多くのミネラル成分を含み、その割合は3・6％と三温糖よりは多めです。ただ、やはり黒砂糖から必要なミネラル量を摂取するには、すさまじい量の黒砂糖を口にしなければなりません。独特のカラメル風味を料理に活用する目的ならともかく、ミネラル補給のためにわざわざ黒砂糖を購入する必要はないでしょう。

ハチミツも〝自然でヘルシー〟というイメージがあるようですが、成分は砂糖とほぼ一緒です。むしろハチミツは、砂糖と違ってブドウ糖と果糖の分子がバラバラになっている分、体内に吸収されやすく、血糖値も上がりやすくなります。とはいえ、こちらも調味料として、コクやテリをつけるために使う程度なら気にするほどの害はありません。

いずれにしてもミネラルを補給するなら、野菜や海藻、乳製品など、ほかの食品から取るほうがはるかに効率的です。健康を気にするなら、砂糖、三温糖、黒砂糖、ハチミツについては、**「何を選ぶか」**ではなく、**「なるべく使わない」**ようにするのがいちばんです。

最高のルーティン

砂糖、三温糖、黒砂糖、ハチミツは区別なく、どれも取りすぎないように注意する。

Tips
20

果物はヘルシーなので いくら食べてもいいのはホント？

×ウソ

AGEを産生しやすいので適量にとどめる必要があります

果糖は、糖類が分解されたときの最小単位である単糖類と呼ばれるもののひとつです。ブドウ糖も同じ単糖類です。**ブドウ糖は血糖値を上げますが、果糖はあまり影響しません。**

砂糖は果糖とブドウ糖が結合した二糖類で、米やパン、トウモロコシ、イモ類などは、さらに多くの糖類が結合した多糖類となります。二糖類以上の糖類を摂取すると、ブドウ糖や果糖などの単糖類に分解されて吸収されます。

果物の甘みは果糖が中心です。そのため、長い間、医療の世界でも、果物は血糖値を上げない健康的な食べ物として推奨してきました。しかし、近年の研究により、**果**

糖も体にさまざまな悪影響を及ぼすことがわかってきました。

果糖はブドウ糖よりも、たんぱく質に構造上反応しやすく、**ブドウ糖の約10倍AGE**を作りやすくなっています。また、**肝臓に直行して代謝**されるため、中性脂肪が肝臓に溜まりやすく、脂肪肝になるリスクを高めます。脂質異常症や2型糖尿病のほか、痛風の原因となる高尿酸血症などを招くなど、生活習慣病の原因物質として注意が必要だとされています。

ただし、果物には、食物繊維やビタミン、カリウムなどが含まれ、健康維持に役立つ面もあります。厚労省が提唱する指針「健康日本21」では、1日200グラムの果物を食べることを推奨しています。**リンゴであれば1個、キウイフルーツなら2個、イチゴなら12粒**といったところでしょうか。食べすぎはよくありませんが、適量であれば健康維持に役立ちます。

特におすすめは、新鮮な果物をなるべく**皮のまままるごと食べる**ことです。一方、避けるべきは、次項でお話しする、果糖を多く含む異性化糖を使った加工食品です。ちなみに、清涼飲料水はその筆頭格です。

また、果物といっても、シロップ煮の缶詰はNGです。果糖の多い果物を砂糖たっぷりのシロップで加熱していますから、AGEは激増してしまいます。果物缶を月に

1回以上食べる人は、糖尿病や心臓病になりやすいというデータもあります。

ドライフルーツについては、乾燥する過程で天日やオーブン、乾燥機を使用することで、水分が抜け、糖とたんぱく質が結合しやすくなっています。たとえば、干しブドウのAGE量は生ブドウの6倍もあります。

果物ジュースも、果糖が多く満腹感がないため、つい取りすぎになりがちなので注意が必要です。なるべく、生の果物をジューサーにかけて食物繊維ごと取るようにしましょう。

最高のルーティン

果物は1日200グラムを目安に。新鮮なものをなるべく皮のまままるごと食べる。

Tips 21

人工甘味料は果糖ブドウ糖液糖よりもヘルシーなのはホント？

×ウソ

害の種類が異なるだけで、どちらも良くありません

清涼飲料水など、加工食品の成分表示を見ると、「果糖ブドウ糖液糖」「ブドウ糖果糖液糖」などといった記載があります。これらは「**異性化糖**」と呼ばれています。

異性化糖はブドウ糖と果糖を主成分とする液状の糖です。砂糖はサトウキビやてん菜を絞って作ったものですが、異性化糖はトウモロコシ、ジャガイモ、サツマイモなどのでんぷんをブドウ糖まで分解した後、その一部を果糖に変換して作ります。欧米では高果糖コーンシロップ（ＨＦＣＳ＝high-fructose corn syrup）と呼ばれています。

異性化糖は、日本農林規格（ＪＡＳ）で、果糖の含有率（糖のうちの果糖の割合）によって以下の3つに分類されています。

・**高果糖液糖（果糖が90％以上）**
・**果糖ブドウ糖液糖（果糖が50％以上90％未満）**
・**ブドウ糖果糖液糖（果糖が50％未満）**

このうち、食品ラベルで一番よく見るのは果糖ブドウ糖液糖でしょう。炭酸飲料、スポーツドリンク、野菜ジュースやスムージーなどによく使われています。

異性化糖は、砂糖に比べて価格が安く、サラッとしていてベタつかないので運搬や保管がしやすいというメリットがあります。さらに、異性化糖に含まれる果糖は5～6度に冷やすとより甘みが増し、ブドウ糖の3倍甘く感じられることから、ジュースやアイス、パン、菓子類、缶詰、乳製品、漬物など、多くの加工食品に使われています。

ただし、健康面への影響が懸念されています。アメリカや中国で肥満が激増している要因のひとつとして、1970年代からの異性化糖の増加が指摘されています。前項でお話ししたとおり、異性化糖の主成分である果糖は体にさまざまな悪影響をもたらすことがわかってきています。

異性化糖と果糖の怖さ

普及の要因①

冷やすと甘味が増す

冷たい清涼飲料水や氷菓、ゼリー等に使われる

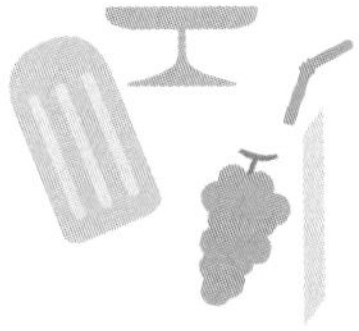

普及の要因②

価格が安い

価格が安いため、多くの人が入手しやすい

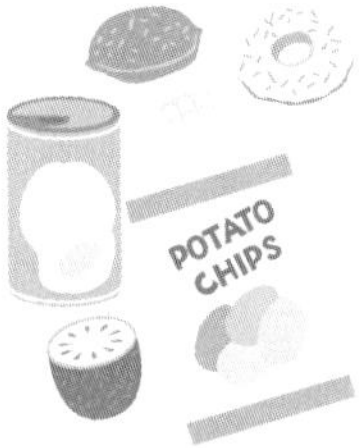

普及の要因③

保管や運搬がしやすい

高濃度でもベタベタせず、サラッとしている

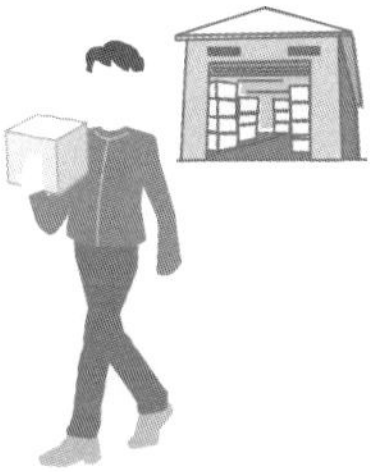

悪影響①

肝臓に直行して、余剰は脂肪に

ブドウ糖と違って、直接肝臓で代謝されるため、脂肪肝につながる

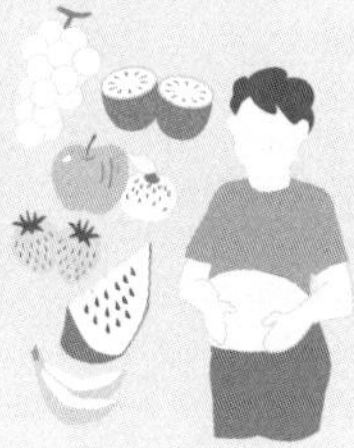

悪影響②

依存性が高い（糖質中毒）

満腹感を感じにくいため、依存性が高く取りすぎ傾向に

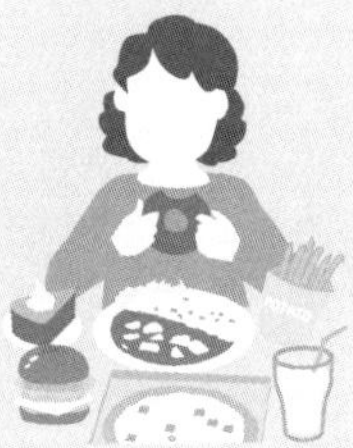

悪影響③

AGEを10倍作りやすい

ブドウ糖と違って、構造的にたんぱく質とくっつきやすい

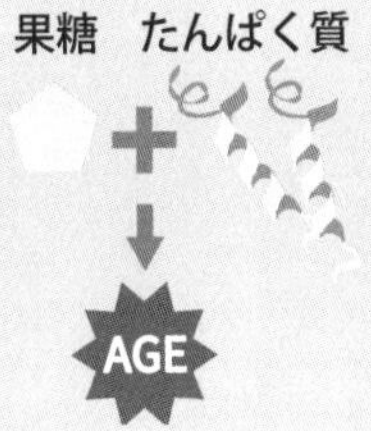

なかでも、清涼飲料水には注意が必要です。たとえば、サイダー500ミリリットルには、約60グラムの異性化糖を中心とした糖質が含まれています。ティースプーンに換算すると12杯分です。同量のスポーツドリンクにも約30グラム（ティースプーン6杯分）の糖質が含まれています。

こうしたドリンク類をガブガブ飲んでいると、**ブドウ糖によって血糖値が急上昇・急降下する血糖スパイクが引き起こされ、さらに果糖によってAGEがたくさん作られる**というダブルパンチに見舞われます。

そのため、異性化糖の代わりに人工甘味料を使う清涼飲料水が増えています。人工甘味料は化学的に作られた甘味料で、**「アスパルテーム」「アセスルファムリウム（アセスルファムK）」「サッカリン」「スクラロース」「ネオテーム」**など、いくつかの種類があります。いずれも砂糖より甘く、カロリーがゼロ、血糖値も上げないことから、異性化糖よりも体に優しいとされてきました。しかし、近年の研究で多くの疑惑が報告されています。

疑惑の中身は人工甘味料の種類にもよりますが、おおむね「依存性がある」「ホルモンの正常な作用を妨げる」「味覚を鈍化させる」「腸内細菌のバランスを崩す」「うつ病・脳卒中・心筋梗塞のリスク上昇」「糖の吸収を亢進させる」などの危険性が指摘されています。

人工甘味料が血糖スパイクを起こしにくいことは確かですが、総合的に見て**砂糖や異性化糖より安全とは言い切れない**のです。

清涼飲料水やアイス、菓子などは、食べなくても健康に過ごせる嗜好品です。なるべく口にしないようにしましょう。

最高のルーティン

加工食品は成分表示を必ずチェック！
異性化糖を含むものはなるべく控える。

Tips
22

糖質は「量」だけでなく、「質」にも注意が必要なのはホント？

○ホント

食材の違いで、血糖値やAGE量が変わります

ダイエット本などで〝糖質制限〟という言葉をよく目にします。その際、各食品の糖質の「量」にばかりスポットが当たっているのが気になるところです。26ページで触れましたが、ご飯やパン、パスタなどを取らない極端な糖質制限ダイエットを何年も続けられている人は多くありません。一時的な体重減少の効果は得られても、2、3年後にはリバウンドしています。

むしろ、糖質を制限する代わりに肉を食べすぎて体調を崩したり、うつに似た症状が引き起こされたりするほうが心配されます。アメリカの研究では、全摂取カロリーのうち、50～55%を糖質から取っているグループが最も死亡率が低いという結果が出

ています。健康な人にとっては、ある程度の糖質は必要です。糖質制限ダイエットを行うにしても、全カロリーのうち45％以上は糖質で取るようにしましょう。

また、**糖質制限では量だけでなく、〝質〟に気をつける**と、健康の向上に最大の効果をもたらします。たとえば、主食となる糖質には、ご飯、パン、麺、パスタなどがありますが、この中には、血糖スパイクを起こしやすいものやＡＧＥを増やしやすいものがあります。そうした性質にも注意して、取捨選択することが大切です。

おすすめなのは、米、特に玄米です。米は調理の際に、塩や砂糖を使いません。また、たっぷりの水とともに加熱するので、ＡＧＥが急激に増える１２０度よりも低い温度を保ちます。そのため、毎日食べてもＡＧＥを溜めにくいからです。

白米は血糖値を上げやすい点が気になるところですが、米の主成分であるでんぷんはゆっくりと消化されます。よく嚙んで食べれば、血糖スパイクを起こす危険性は下げられます。さらに食事の前に野菜（できれば生野菜）を食べておけば、血糖値の上昇はより緩やかになります。

理想は玄米です。白米よりも食物繊維が豊富で、血糖値の上昇はゆっくりですし、ビタミンＢ１も豊富です。

パンについては、特に注意が必要です。まず、製造時にコシやふっくら感を出すために、塩分と糖分の両方が加えられます。そして、オーブンで焼くことで、200度以上の熱が加えられ、生地の糖分と小麦粉のたんぱく質が結びつき、AGEが大幅に産生されます。

さらに食べる際に**トーストすると、AGE量は3倍**に増えます。あのこんがりした焼き色はAGEが増えたことの証しです。最後にバターやジャムなどをのせると、塩分や糖分、油脂も再追加されます。

パンはほとんどが精製された小麦粉で作られるため、血糖値を上げやすい食品です。食べるなら、小麦の表皮、胚芽、胚乳をすべて粉にした全粒粉や、ライ麦パンを選ぶとよいでしょう。食物繊維が多く含まれているため、血糖値の上昇を抑えられます。

麺類についてはどうでしょうか。**パスタは麺類の中では、血糖値が上がりにくい**ので悪くない選択です。また、原料はデュラム・セモリナ粉というパスタ用の小麦を粗挽きしたものを使っているため、ビタミンB群を比較的多めに含んでいます。ただし、ベーコンやクリームなど、あえる具材によってはAGEが大幅アップしてしまいます。劣化していないオリーブオイル、魚介、たっぷりの野菜を使ったものがおすすめです。

一方、**ラーメンやうどんは血糖値もそうですが、塩分の面からもあまりおすすめできません。**たとえば、冷凍うどん1食分に含まれる塩分は1・2グラムあり、食パン

米・小麦・トウモロコシの栄養価

米

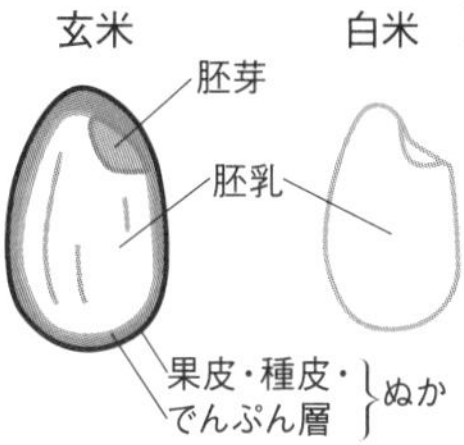

⇒ **玄米から果皮・種皮・でんぷん層・胚芽を取り除いたものが白米となる**

Point

玄米は白米に比べてビタミン・ミネラル・食物繊維などの栄養価が高く、GI値も低い

小麦

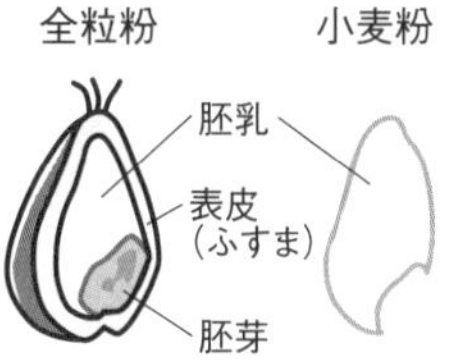

⇒ **表皮や胚芽を除いて製粉したものが通常の小麦粉、小麦の粒をまるごと挽いたのが全粒粉**

Point

全粒粉は、通常の小麦粉と比べてビタミン・ミネラル・脂質・鉄分・食物繊維が豊富

トウモロコシ

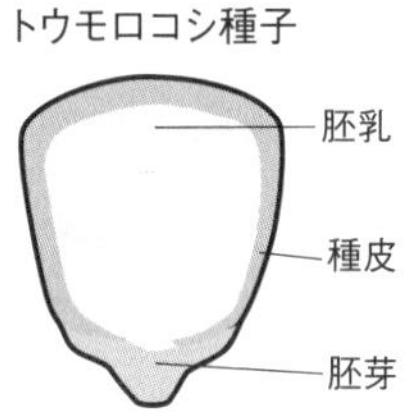

⇒ **砂糖はサトウキビやてん菜からつくられるが、異性化糖はトウモロコシなどのでんぷんからつくられる**

Point

トウモロコシは白米に比べて食物繊維やたんぱく質が豊富だが糖質が多い

１枚の塩分（０・７グラム）より多くなっています。また、汁物の塩分濃度は０・８％が一般的ですから、３００ミリリットルなら塩分は２・４グラムになります。汁を残さず飲み干すと、１日の塩分摂取量（男性で７・５グラム未満、女性で６・５グラム未満）の半分に達してしまいます。

ラーメンの麺にはうどんほど塩分が入っていませんが、具材やスープに塩分が多く、また、背脂やチャーシューといったＡＧＥが豊富な食材が使われることが多いため、やはり控えたいところです。

最高のルーティン

主食は糖質量だけでなく、血糖値の上がりやすさ、ＡＧＥ量、塩分にも注目して選ぶ。

Tips 23

たんぱく質は動物性より植物性が体にいいのはホント?

○ホント

植物性の割合が高いほど死亡リスクが低くなります

たんぱく質は、炭水化物、脂質と並んで、体を動かすエネルギー源となる3大栄養素のひとつです。また、体の筋肉や臓器、皮膚、毛髪などの材料となり、ホルモン、酵素など体の働きを調節する成分にもなる、生命の維持に欠かせない存在です。

たんぱく質が不足すると、体力や免疫機能の低下などが起こります。先進国でも、食事の摂取量が低下した高齢者にこうした問題が見られるとの指摘があります。

日本でも、高齢者の筋力や免疫力の低下、老人性うつ、無気力、認知力の低下といった「フレイル」(健康と要介護の中間状態)を防ぐため、たんぱく質の摂取の重要性が認識され始めています。「日本人の食事摂取基準(2020年版)」によると、65

歳以上の高齢者は体重1キロあたり1日1グラムのたんぱく質の摂取が必要とされています。体重50キロの女性なら、1日50グラムです。ただ、厚生労働省が行った調査では、日本の高齢者の多くが必要量を摂取していることがわかっていて、量についてはそれほど神経質にならなくても大丈夫でしょう。

注意したいのは、**たんぱく質を何から摂取するか**です。たんぱく質には、肉、魚介類、卵、乳製品などの動物性のものと、大豆や大豆製品などの植物性のものがありますが、**動物性たんぱく質は取りすぎると腎臓に負担をかけ、がんのリスクを上げる**可能性がさまざまな研究で指摘されています。

また動物性たんぱく質の中でも、肉は脂質が多めなので、脂の少ない部位を選ぶなどの工夫が必要です。加えて、高熱で調理すると、AGE量を増やす原因にもなります。調理法にも留意したいところです。

一方、植物性たんぱく質は、低カロリーで、コレステロール値を下げる働きがあります。また、血圧や体重、血糖値などにも良い効果を及ぼすことが多くの研究で報告されています。

国立がん研究センターなどによる「動物性・植物性たんぱく質の摂取と死亡リスクとの関連」の調査研究では、**食物から摂取するエネルギーのうち、植物性たんぱく質**

たんぱく質について知っておこう

2種類のたんぱく質

植物性たんぱく質

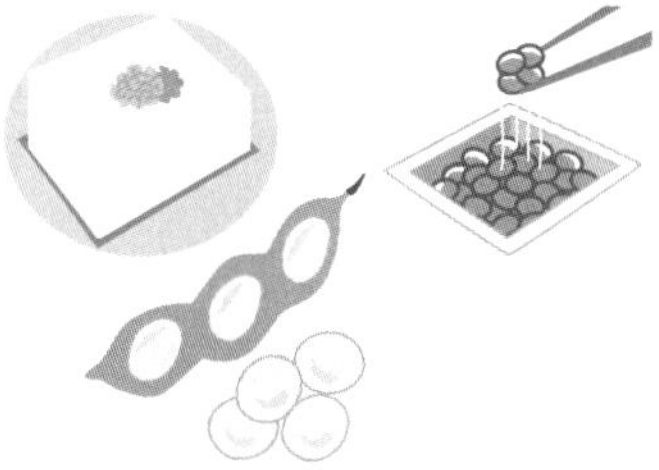

- 脂質が少なく低カロリー
- たんぱく質の量が少なくても、ビタミンやミネラルが豊富なので一挙両得
- 魚油は常温で固まりにくい不飽和脂肪酸（124ページ）が主で、血液をサラサラにしてくれる

動物性たんぱく質

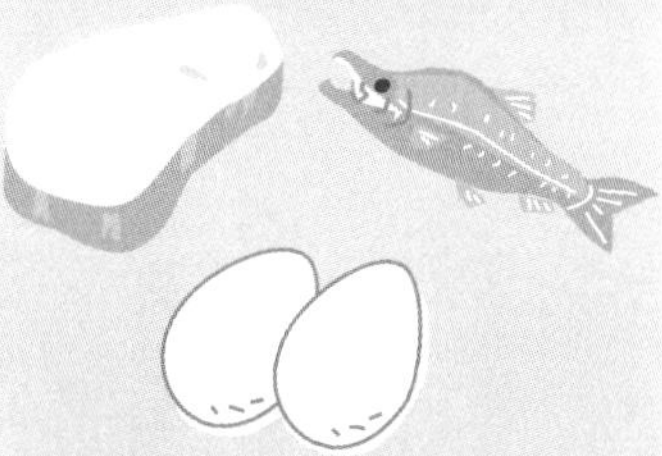

- 糖質は少ないが脂質が多く、高カロリー
- 腎機能に負担をかけ、がんリスクを上げる
- 常温で固まる飽和脂肪酸（124ページ）が主で、取りすぎると血液をドロドロにして生活習慣病を招きやすくなる

動物性たんぱく質を取りすぎず、
植物性たんぱく質を多く取るように心がける

の摂取割合が多いほど死亡リスクの低いことがわかっています。

具体的には、総エネルギーの3%を赤肉から植物性たんぱく質に置き換えると、総死亡リスクが34%、がん死亡リスクが39%、循環器死亡リスクが42%減少します。また、加工肉を植物性たんぱく質に置き換えると、総死亡リスクが46%、がん死亡リスクが50%下がるとされています。

日々の食事では、**納豆、大豆料理、豆腐などの大豆食品を積極的に取り入れましょう。**また、米や芽キャベツ、アスパラガスなどにも、植物性たんぱく質は含まれています。

最高のルーティン

たんぱく質は肉よりも大豆製品から多く取るようにする。

Tips
24

「牛肉より豚肉」「豚肉より鶏肉」が体にいいのはホント？

ホント

脂肪分が少ない鶏肉が一番老化を招きません

私たちの**細胞を老化させるAGEは、肉や魚の脂肪分に多く含まれます。**特に肉は魚と比べてAGEの含有量が多く、魚の中でもAGEが多いとされるサバが747キロユニットなのに対し、牛肉の中でも脂肪が少ない牛ヒレでも1036キロユニットとなっています。肉のほうが魚より老化を進行させやすいのです。

また、脂肪の種類やその特性にも注目したいところです。肉の脂肪は、その多くが飽和脂肪酸（124ページ）で、取りすぎると血液をドロドロにして生活習慣病の一因となります。一方、魚の油は不飽和脂肪酸が主で、血液をサラサラにする効果があります。

こうしたことから「肉か魚か」でいえば、魚がおすすめということになります。

では、肉の中では何がおすすめなのでしょうか。まず気になるのがAGEの量です。これを見分ける簡単な方法が脂肪の量を見ることです。**脂肪の量が多い＝AGE量が多い**と考えておくとよいでしょう。ですから、たとえば牛肉の中でも、霜降りやロースが、赤身やヒレよりもAGE量が多いということになります。

ちなみに日本語で「赤〝身〟」といえば、脂肪分が少ない肉のことをいいます。しかし、英語で「赤〝肉〟(red meat)」というときは、牛、ラム、鴨などを指します。そして、鶏は「白肉(white meat)」といいます。英語や論文で「赤肉は避けたほうがよい」などというときは、私たちの考える赤身ではなく、牛肉などのことを指しているので覚えておきましょう。

次に、「牛」「豚」「鶏」、それぞれのAGE量を比べた場合はどうでしょうか。こちらも前述のとおり、脂肪の量が目安となります。**脂肪分の多い順に、牛肉、豚肉、鶏肉となっていて、老化しにくいのは鶏肉**ということになります。さらに、鶏肉にはカルノシンやアンセリンといった成分が多く含まれていて、これらが酸化や糖化を抑え、AGEの形成も抑制すると考えられています。

また、**肉の種類を選ぶのと同じくらい大切なのが調理法**です。AGEは加熱調理に

動物性たんぱく質を取るときの優先順位

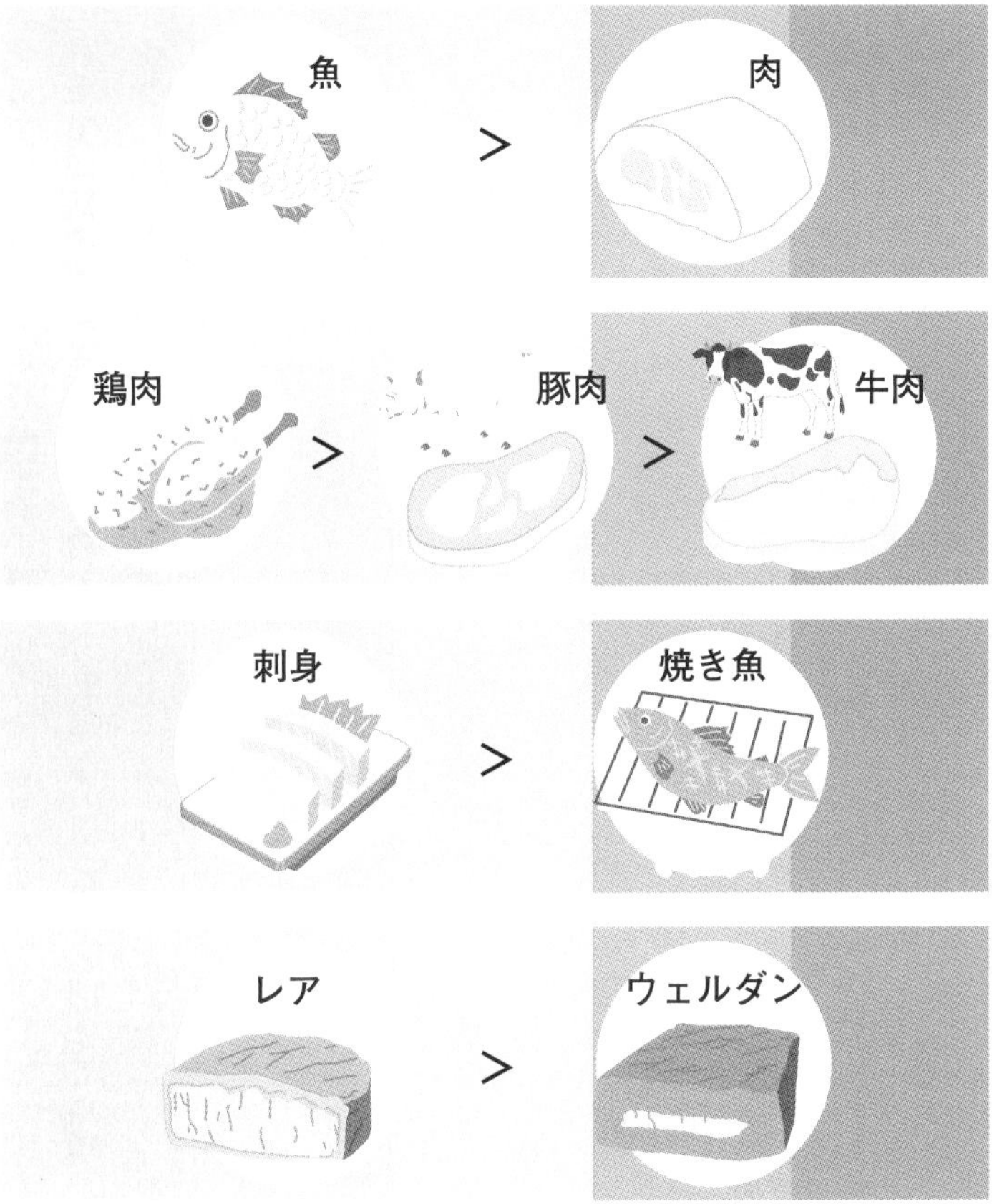

肉を炒めるときは、タマネギやキノコと一緒に炒めるとよい

よって、そしてその温度が高ければ高いほど増えていきます。どうしても肉を食べたいなら、**高温で加熱する焼き肉や揚げ物より、しゃぶしゃぶなどのゆで料理**がおすすめです。お湯によって加熱温度は100度に抑えられますし、水がたんぱく質と糖の間に入り込んで結合するのを防いでくれます。また、AGEを多く含む脂肪分も流れ出していきます。

とはいえ、いつもしゃぶしゃぶというのでは、食の楽しみがなくなってしまいます。ステーキや焼き肉を食べるときは、以下のことを心がけましょう。

まず、体調面に問題がなければ、**ステーキは焼き加減をレア**にします。中までしっかり加熱したウエルダンよりもAGEは少なくなります。また、肉が生の状態に近いほど消化吸収されにくく、消化吸収にエネルギーを要するため、太りにくいという効果も期待できます。

レアが苦手で、中までしっかり火を通したい人は、なるべく低温で焦がさず、時間をかけて何度も肉をひっくり返しながら脂を落とすようにしましょう。

なお、**電子レンジの使用はなるべく避けましょう**。油を使わずに済むのはよいのですが、食材中のブドウ糖を変化させ、AGEを大きく増やします。

加熱方法のほかにも、AGE対策はあります。

たとえば、肉をソテーするなら、**タマネギと舞茸などのキノコ類を追加**しましょう。タマネギのケルセチンは糖とたんぱく質の結合を抑え、AGEを産生しにくくします。また、食べる際には、舞茸に多く含まれるキチンという物質がAGEと結合し、体内への吸収を抑えてくれますし、食物繊維が血糖値の上昇を緩やかにします。

みんなが大好きな唐揚げを食べる際にも対策はあります。**肉の下味をつけるときに酢やレモン**を加えてください。2人分の肉なら大さじ1杯程度が目安です。肉のたんぱく質が酸の力で糖化しにくくなり、油で揚げてもAGEができる量を約半分に減らします。

なお、揚げた後にレモンをかけても、AGEを減らす効果はないので注意しましょう。

最高のルーティン

脂肪分の少ない肉を選び、加熱しすぎないようにする。

Tips 25

赤身魚より白身魚のほうが健康にいいのはホントア？

ホント

不飽和脂肪酸が豊富でおすすめですが、調理法には注意を

肉より魚が健康によいことはすでに説明したとおりですが、では、魚の中ではどんな種類や調理法がよいのでしょうか。

よく「白身魚」「赤身魚」「青魚」といいますが、違いをご存じでしょうか。見た目のように思いがちですが、身の成分に違いがあります。日本水産学会では「色素たんぱく質が100グラムあたり10ミリグラム以上あれば赤身魚、なければ白身魚」と定義しています。色素たんぱく質は酸素を運んだり貯めたりする役目を担うものです。

赤身魚はこの色素たんぱく質が多く、持久力に関係する遅筋が発達しています。海をずっと泳いでいる**マグロやカツオ、サバ、サンマのほか、アジやブリ、イワシも赤**

身魚に分類されます。

白身魚は色素たんぱく質が少なめで、瞬発力を左右する速筋が発達しています。**カレイやヒラメ**、**タイ**、**フグ**などが代表例です。身の赤い**サーモン**も白身魚に分類されます（サーモンが赤いのは別の色素アスタキサンチンによるものです）。

青魚については明確な定義はありません。背が青く見えるものを青魚と呼んでいます。ただ、一般的な傾向として青魚は、鉄分が多いほか、オメガ3系の不飽和脂肪酸（124ページ）であるDHA（ドコサヘキサエン酸）やEPA（エイコサペンタエン酸）が多く含まれています。こうしたオメガ3系の不飽和脂肪酸を魚介を通じて摂取すると、心疾患や脳卒中のリスクを減らす可能性があると研究で指摘されています。なお、サプリなどでオメガ3系不飽和脂肪酸を摂取した場合の効果は明確には確認できていません。サプリに頼るより、魚介をしっかり食べるようにしましょう。

気になるAGE量ですが、100グラムあたりで比べると、赤身魚のマグロの脂身が951キロユニット、赤身が505キロユニットです。白身魚のサケが527キロユニット、青魚であり赤身魚でもあるアジが484キロユニット、サバが747キロユニットとなっています。このように、**AGE量については、白身か赤身か青魚かは関係しません**。**肉と同様に脂の多さ**で決まります。

ただし、魚の脂は多いものでも、肉よりＡＧＥは少なめですし、魚油が不飽和脂肪酸であることを考えると、総合的に考えて、魚は健康によいということになります。

ＡＧＥに注目した場合、**魚の種類を選ぶよりも重要なのが、加工品を避けることと、調理法**です。

まず、缶詰や練り物などの加工品は製造時の加熱処理により、どうしてもＡＧＥが多くなりがちです。また塩分などの添加物も気になります。缶詰では、内側に付いているコーティング剤（ビスフェノールＡ）がメタボや高血圧との関連があるのではないかと指摘する研究もあります。

調理法については、**生の状態のＡＧＥ量に比べて、煮ると2〜3倍、油なしで焼くと4〜5倍、揚げたり油で焼いたりすると8〜10倍**になります。たとえば、ぶり大根（煮物）のＡＧＥ値は１５０２キロユニットですが、ぶりの照り焼きは７４１２キロユニットです。炒める・焼く・揚げるといった加熱法はできるだけ避け、蒸すか、ゆでるか、煮るようにしましょう。

日本をはじめとするアジア人と違って、欧米人は魚を食べる人ほど糖尿病のリスクが高いことが知られていますが、これはフィッシュアンドチップスのように、魚を揚げて食べる人が多いからだと考えられます。

ＡＧＥは加熱しなければ増えないわけですから、魚は生、つまり刺身やカルパッチョでいただくのがベストということになります。

魚を生で……となると、お寿司もよさそうに思えます。たしかにＡＧＥの少ない生魚、血糖値を急激に上昇させない米とお酢など、老化対策に優秀な食材を使っています。しかし、シャリには砂糖と塩がふんだんに使われています。それを踏まえると、寿司はたまのお楽しみに食べる程度にとどめ、食べた翌日は塩分を排出するため、カリウムが多めの野菜や海藻、果物をたっぷり取って、帳尻を合わせるようにしたほうがよいでしょう。

最高のルーティン

ＡＧＥを気にするなら、魚は種類より調理法に注意し、刺身か、煮魚で食べる。

Tips 26

油脂はとにかく避けたほうがいいのはホント？

×ウソ

健康維持に必要な油脂もあります

脂質は、炭水化物、たんぱく質と並ぶ三大栄養素（エネルギー産生栄養素）のひとつです。体内でエネルギー源となるほか、細胞膜を構成する成分や体内機能を調節する物質として働きます。油脂を減らしすぎると、健康を損なう可能性があります。一方で、取りすぎると、余った分は中性脂肪として蓄えられ、肥満の原因となります。脂質の種類によっては取りすぎると、循環器疾患のリスクを高めるおそれがあるものもあります。

脂質は、大きく分けると「**飽和脂肪酸**」と「**不飽和脂肪酸**」に分類されます。

飽和脂肪酸は、肉の脂や乳製品などの動物性脂肪や、ココナッツオイルやパーム油などに多く含まれています。これらも重要なエネルギー源ですが、取りすぎると、血中の悪玉コレステロールが増加して、**心筋梗塞などの循環器疾患のリスクが高まる**とされています。そのため、食事摂取基準では、摂取目標の上限が定められています。

不飽和脂肪酸はさらに「一価不飽和脂肪酸」と「多価不飽和脂肪酸」に分かれます。**一価不飽和脂肪酸は、オレイン酸などで、血液中の悪玉コレステロールを低下**させる効果があるとされています。オリーブオイルやなたね油、こめ油に多く含まれているほか、体内で飽和脂肪酸からも合成されます。

多価不飽和脂肪酸は、体内で合成できない必須脂肪酸で、構造の違いからn－3系とn－6系に分かれます。n－3系脂肪酸には、αリノレン酸、エイコサペンタエン酸（EPA）、ドコサヘキサエン酸（DHA）などがあります。αリノレン酸は植物油に、EPAやDHAは魚介類に多く含まれます。**認知機能の改善効果**も期待されていて、特に妊婦は赤ちゃんの体を作るうえで、より多く摂取する必要があります。一方、n－6系脂肪酸には、リノール酸やγリノレン酸、アラキドン酸などがあり、大豆油やコーン油などの植物油に含まれます。**血液中のコレステロールや血圧を下げる**効果があるといわれ、体内で合成できないため、食事から摂取する必要があります。

こうお話しすると、「肉の脂身や乳製品の飽和脂肪酸を避ければ大丈夫。不飽和脂

脂質について知っておこう

2種類の脂質

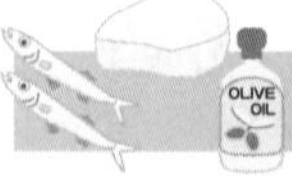

不飽和脂肪酸

- オメガ3とオメガ9がおすすめ
- オメガ3はアジ等の青魚やマグロに含まれる
- オメガ9はオリーブオイルなどに含まれる
- トランス脂肪酸の取りすぎに注意

飽和脂肪酸

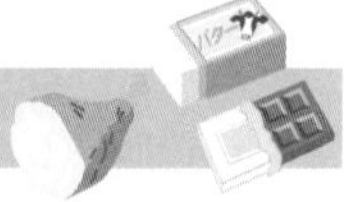

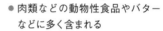

- 肉類などの動物性食品やバターなどに多く含まれる
- 取りすぎると血液がドロドロになり、生活習慣病を招きやすくなる

オリーブ油などの
植物性の油脂がおすすめ！

トランス脂肪酸の
取りすぎに注意！

脂質を取るときの注意点

Point 1 トランス脂肪酸をできるだけ避ける

マーガリンやサラダ油、インスタント食品など、「トランス脂肪酸」が含まれる食品はできるだけ避ける

Point 2 オメガ3は体内では作られない

オメガ3系の「EPA」「DHA」「αリノレン酸」は体内では作られないので、食品から積極的に取り入れる

Point 3 動物性の脂質の取りすぎに注意

「動物性の脂質」や「バター（飽和脂肪酸）」はAGEを増やすので、取りすぎに注意

Point 4 オメガ9は積極的に取り入れる

オメガ9系の「エクストラバージンオリーブオイル」は、コレステロール値を下げたり、動脈硬化の予防効果が期待できる

肪酸は健康にいい！」と考えるかもしれません。しかし、**不飽和脂肪酸には「トランス脂肪酸」という要注意な脂質**もあります。トランス脂肪酸の取りすぎは心臓病のリスクを高めたり、悪玉コレステロールの増加や、善玉コレステロールの減少を招くことが報告されています。ＷＨＯでは摂取量を、総摂取エネルギーの１％相当量より少なくすることを目標に掲げています。

　トランス脂肪酸には天然系のものもありますが、注意が必要なのは油脂の加工・精製の際に水素添加することで生まれるトランス脂肪酸です。具体的には、**マーガリン、ファットスプレッド、ショートニングや、それらを原材料に使ったパン、ケーキ、ドーナッツなどの洋菓子、ポテトチップス、インスタント食品などは極力摂取しない**ようにしましょう。

最高のルーティン

不飽和脂肪酸を含む植物油を選び、トランス脂肪酸を含む食品は避ける。

Tips
27

オリーブオイルなら積極的に摂取していいのはホント？

×ウソ

取りすぎれば、老化の原因になります

魚介やオリーブオイル、野菜や果物を中心とする地中海食は、糖尿病や高血圧、肥満などの生活習慣病の予防や改善、心筋梗塞や脳卒中などを予防することがさまざまな研究・調査でわかっています。なかでも、一価不飽和脂肪酸であるオレイン酸をたっぷり含むオリーブオイルに置き換えることで、心疾患にかかるリスクを減らすという報告が多数あります。テレビ番組などでもよく紹介されていることから、オリーブオイルがまるで薬のような効果を発揮すると誤解している人も多いようです。

しかし、一部の病気のリスクを減らすからといって、**いくらでも摂取してよいわけではありません。**第一に大さじ1杯のバターが84キロカロリーなのに対して、オリーブオイルは107キロカロリーもあります、むやみに使っていると中性脂肪を増やし、体重の増加や動脈硬化の促進を招きかねません。

第二に酸化の問題です。**オリーブオイルは開封した瞬間から酸化が始まるため、開封後1〜2カ月で使い切る**ようにしたいところです。また、油は光や空気、熱によって劣化するため、暗くて涼しいキッチン下や戸棚の中で保管するようにしてください。明るい場所や高温になりやすいコンロ・レンジまわりでの保管は避けましょう。

オリーブオイルはほかの油より高価なことから、割安な大容量サイズのものを購入しがちですが、少量サイズのものを使い切るようにしましょう。なお、日本のオリーブオイルの品質基準は世界に比べて甘く、最高級のエキストラバージンオリーブオイルとして売られているものでも、世界基準を満たしていないものがあります。商品選び、保存方法、取りすぎに注意して、日々の食卓に上手に取り入れましょう。

最高のルーティン

バターなどの飽和脂肪酸を保存方法や取りすぎに注意しつつ、オリーブオイルに置き換える。

Tips 28

コレステロールや体重は少し多いほうが長生きするのはホント?

○ ホント

コレステロールやカロリー制限より大切なことがあります

コレステロールは、体に存在する脂質のひとつです。体に有害な物質のように思われがちですが、細胞膜やホルモン、胆汁酸を作る材料となる、健康の維持に必要な物質です。

通常、2〜3割が食事を通じて取り入れられ、7〜8割が体内で糖や脂肪を使って肝臓などで合成されます。このバランスが何らかの理由で崩れると、動脈硬化などの原因となります。

そこで、健康診断の際にチェックされるのが、血液中のLDL(悪玉)コレステロールとHDL(善玉)コレステロールの値です。血液中の**悪玉コレステロールや中性**

脂肪（トリグリセライド）が多すぎる、あるいは善玉コレステロールが少なすぎる、などの状態を脂質異常症といい、いずれも動脈硬化の進行と関連しているとみられています。

悪玉コレステロールは、肝臓で作られたコレステロールを全身へ運ぶ大切な役割を担っています。ただ、増えすぎると血管壁にこびりつき、動脈硬化を進行させ、心筋梗塞や狭心症・脳梗塞などを引き起こします。

悪玉コレステロールが増える最大の要因は**飽和脂肪酸の取りすぎ**です。飽和脂肪酸は、肉の脂、鶏皮、バターやラード、生クリームなどに多く含まれます。また、パームヤシやカカオの油脂、インスタントラーメンなどの加工食品にも含まれています。

以前は、悪玉コレステロール対策として、食事中に含まれるコレステロールを減らすことが重視されていましたが、飽和脂肪酸と比べると影響が小さいことがわかってきました。そうしたことから、厚生労働省が公表している現行の「日本人の食事摂取基準（2020年版）」では、食事から取るコレステロールについては上限値を設けていません。

とはいえ、食事中のコレステロールを無制限に摂取してよいわけではありません。健康診断で悪玉コレステロールが高いと指摘されたら、まずは飽和脂肪酸の取りすぎを改め、次いでコレステロール値の高い食品（卵黄や乳製品など）にも注意しましょう。

また、**悪玉コレステロールの酸化を防ぐには、ビタミンCやビタミンE、β-カロテン、ポリフェノールなどの抗酸化物質を含む食品を取る**のが効果的です。

一方、善玉コレステロールは、体内の余分なコレステロールを回収して動脈硬化を抑えます。

善玉コレステロール値が低い場合は、中性脂肪の値が高いことと連動することが多く、その要因としては、**肥満や喫煙、運動不足のほか、甘いものや酒、油もの、糖質の取りすぎによるカロリー過多**が挙げられます。甘いソフトドリンクなどを控え、運動や減量を行い、青魚に多く含まれるn－3系不飽和脂肪酸を積極的に取って中性脂肪を下げると、善玉コレステロールも増えます。

実際、40～59歳の男女4万人を対象にした10年間にわたる追跡調査では、最も死亡率が低いのはBMIが23～24・5の人たちでした。それに対して、BMI14～18・9の人たちの死亡率は23～24・5の人たちより1・94倍高くなっています。日本の普通体重の基準は18・5以上25未満ですから、**軽度な肥満に近い人のほうが長生きしていて、やせ気味の人のほうが短命**という結果が出ています。

長生きしていても不健康であったり、すでに病気だからやせていたりする可能性もあるため、この調査結果だけで短絡的に「小太りのほうが健康にいい」「やせすぎは体に悪い」と判断することはできません。ただし、前述のとおり、**カロリー制限よりもAGE対策や栄養バランスの取り方が大切**なことは間違いないでしょう。

最高のルーティン

コレステロールやカロリー制限より、AGE対策やバランスのよい食事と運動を心がける。

Tips 29

生野菜からファイトケミカル（免疫成分）を摂取しているのはホント？

ホント

皮や種にファイトケミカルが豊富に含まれています

野菜や果物には食物繊維、ビタミンやミネラルがたっぷりと含まれています。また、これらに加えて、近年はポリフェノールやイソフラボンといった、健康の維持や病気・老化の予防に有効な成分（免疫成分）が注目されています。これらの成分を「**ファイトケミカル」または「フィトケミカル」（phytochemical）**といいます。

〝ファイト〟は「植物の」、〝ケミカル〟は「化合物」といった意味です。植物が紫外線や有害物質、害虫などから身を守るために作り出す成分です。論文などでは「機能性成分」「機能性関与成分」と呼ばれることもあります。

たとえば、テレビなどでしばしば取り上げられるリコピンは、多くの研究で、抗酸化作用や腫瘍細胞の増殖抑制などにより、がんや心血管疾患のリスクを下げる可能性が高いことがわかってきています。

緑黄色野菜に多い**β-カロテン**は、発がん物質が体内で作られるのを防ぎます。また、**ポリフェノール**などは、体内の細胞や組織を酸化させ生活習慣病の原因となる活性酸素の発生を抑えます。

大豆やひよこ豆に多く含まれる**イソフラボン**は、肌の調子や更年期障害の緩和などの効果が見込まれます。

AGE対策という意味では、**スルフォラファン**というファイトケミカルが要注目です。糖化反応を抑えるだけではなく、AGEの受容体の数を減らして、AGEによる臓器障害を抑えてくれる作用があります。抗糖化・抗酸化作用の強いスルフォラファンを含むのは、ブロッコリー、カリフラワー、芽キャベツといったアブラナ科の野菜です。特にブロッコリーの新芽（ブロッコリースーパースプラウト）が最強です。ブロッコリースーパースプラウトは、ブロッコリーの20倍のファイトケミカルを含んでいます。

多くの調査・研究で、野菜や果物を多く食べる人は脳卒中や心臓病、一部のがんにかかる可能性が低くなるという結果が出ています。そのため、厚生労働省による「健康日本21（第二次）」では、生活習慣病などを予防し、健康な生活を維持するための目標値のひとつとして、1日に野菜類を350グラム以上摂取することを推奨しています。生野菜であれば、1食あたり、両手のひらにのる量（120グラム）を食べるイメージです。野菜のほか、キノコ、豆、イモ、海藻料理などの小鉢を毎食1～2皿追加するよう心がけるとよいでしょう。

問題は調理法です。一般的な調理では、野菜のえぐみを取るために皮を厚くむき、水にさらしてあく抜きをすることが多いのですが、ファイトケミカルを摂取するという意味ではこうした下処理はおすすめできません。というのも、ファイトケミカルは野菜の皮や種、そしてえぐみの部分に多く含まれることが多いからです。もちろん、ジャガイモの芽など体に有害なものは取り除きますが、野菜や果物はなるべく皮も含め、〝まるごと〟いただくことをおすすめします。

炒めたりゆでたりして加熱すると、かさが減って食べやすくなるのですが、摂取したい栄養分によっては注意が必要です。

たとえば、スルフォラファンなど**熱で壊れやすいファイトケミカルを摂取したい場合は生**で食べます。ブロッコリースプラウトはカイワレのような形状なのでそのまま食べることに抵抗はないでしょう。ブロッコリーやカリフラワーについては、ゆでるイメージしかないかもしれませんが、実は生でも食べられます。ぜひトライしてみてください。

一方、**β-カロテンやリコピンは脂溶性なので、油と一緒に軽く炒めると、効率よく体内に吸収されます。ビタミンBやCなどは水溶性のため、ゆでる場合はスープや鍋などにして、煮汁ごといただく**のがおすすめです。

さまざまな野菜・果物に、さまざまなファイトケミカルが含まれていますから、テレビで話題になった食材を集中的に食べるのではなく、バランスよくいろいろな食材を口にするようにしましょう。野菜=緑のイメージがありますが、赤、白、黒(海藻など)も加えて、彩りよいお皿にするとバランスが取れます。

最高のルーティン

多種の野菜や果物は適した調理法でまるごといただく。

Tips
30

食べる順番によって血糖値が変わるのはホント？

○ホント

野菜、肉・魚の順に食べると血糖値の上昇が緩やかに

健康診断で空腹時の血糖値の異常を指摘された人はもちろん、空腹時の血糖値に異常はなくても、食後に異常にだるくなったり眠くなったりする人は、食事の内容や方法に改善が必要です。インスリンの分泌異常により、食事によって**血糖値が急上昇した後、急降下する「血糖スパイク」**を起こしている可能性があります。

こうした血糖値の乱高下を放置すると、糖尿病に突き進んでいくことになります。また、血管が傷つくことで動脈硬化や脳卒中、心筋梗塞などのリスクを高めます。血糖値に不安のある人は、血糖値を上げにくい食生活を心がけましょう。

血糖スパイクを防ぐには、食べる順番が重要です。最初に野菜などの食物繊維を取

り、次に肉や魚、卵といったたんぱく質や脂質を食べます。ご飯やパン、麺類などの炭水化物は最後に口にします。

食物繊維の多い野菜から先に食べると、胃や腸で水分を含んで膨張するため満腹感が増します。また、糖の吸収速度を下げ、血糖値の上昇を穏やかにします。続く肉や魚はたんぱく質や脂質が多く含まれていて、摂取すると食後の血糖値の上昇を抑えるホルモンが分泌されます。こうした下準備をしたうえで、炭水化物を取るのです。

血糖スパイクには、子どものころに給食などで指導された〝三角食べ〟はあまり効果がありません。会席料理やコース料理のように、野菜、魚、肉、炭水化物と順番に食べていくようにしてください。

食事を3食、規則正しく食べることも大切です。食事を抜いた後にドカ食いすると、血糖値が急激に上がり、血糖スパイクを起こしやすくなるからです。

朝食はしっかり食べても、カロリーは熱に変わり、血糖値の上昇を起こしにくくなっています。逆に、**夜8時以降の食事は脂肪が蓄積されやすい**ため、できるだけ避けましょう。仕事などの都合でどうしても夕飯が遅くなる場合は、夕方におにぎりなどの軽食を口にしておくと、血糖値の急激な上昇を抑えられます。

また、毎回の食事で、**よく噛んでゆっくり食べる**ことを心がけてください。インスリンが少しずつ分泌されて、こちらも血糖値の上昇を穏やかにします。

もうひとつ重要なのは、**GI値・GL値の高い食品を避ける**ことです。ＧＩ値は、食品ごとの血糖値の上がりやすさを示す指数。ＧＬ値は、実際にある食品を一食分取ったときにどのくらい血糖値が上がるかを示す指数です。いずれの指標も、数値が高くなるほど食後の血糖スパイクを起こしやすい食材になります。

ＧＩ値やＧＬ値はインターネットで検索できます。ＧＩ値・ＧＬ値の高い食品をまったく食べないというのは難しいかもしれませんが、高いものを同時に取ることは避けるなど、気をつけた分だけ、確実に血糖スパイクのリスクを下げることができます。

最高のルーティン

3食規則正しく、夜8時までに、「野菜↓肉・魚↓米・パン」の順に食べる。

Tips 31

高血圧の人はAGEが溜まっている可能性が高いのはホント？

ホント

加齢に伴う体調変化はAGEが原因のことも

AGEは、口から入るものと、体内で作られるものがあります。**体内でできるAGEの量は「血糖値×持続時間」**で基本的に決まります。ただ、AGEのでき方には個人差があります。仮に同じ程度の高血糖に、同じくらいの年数さらされても、人によって体の中で作られるAGE量が違うのです。

何が原因でこうした差が出てくるのか明らかになっていませんが、AGE量の多い人は体内で糖とたんぱく質がくっつきやすくなっていることは確かです。

7万人以上を調査したところ、**AGEの蓄積量が多い人は、そうでない人より糖尿病や心臓病に3倍かかりやすく、死亡リスクが5倍**と寿命が短くなる傾向があることがわかっています。そうした人は、握力が弱く、歩くスピードが遅く、転倒や骨折もしやすいので、健康寿命が短くなるリスクも抱えています。

また、ほかの老化現象も進みやすくなっていると考えられます。**上下の血圧差が大きいタイプの高血圧の人、体の柔軟性がない人、老け顔の人、50歳代で白内障がある人、閉経が45歳くらいと早かった人などは、AGEを蓄積しやすいタイプ**の可能性があるので注意しましょう。意識的に各種健康診断を受けて、老化による体のトラブルの早期発見に努めることをおすすめします。特にAGEの蓄積が深く関わっている糖尿病、メタボ、高血圧、動脈硬化、心筋梗塞、脳梗塞は要注意です。

そして、この本で紹介しているライフスタイルを徹底して、AGEが蓄積するスピードを少しでも緩めるようにしましょう。

高血圧の場合は、これまで紹介してきたAGE対策の食生活と並行して、減塩の心がけも大切です。**塩分摂取量を1日1グラム減らすと、血圧が1ミリメートル・エイチ・ジー（mmHg）下がる**といわれています。

健康な成人男女が目標とする1日の食塩摂取量は男性が7・5グラム未満、女性が6・5グラム未満とされていますが、高血圧や慢性腎臓病の場合は重症化予防のため1日6グラム未満とすることが推奨されています。

AGEを増やさない食べ方

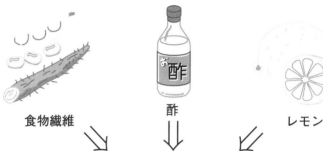

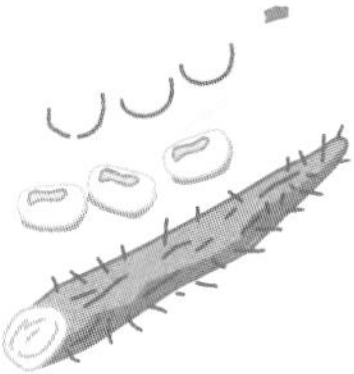

食物繊維　　酢　　レモン

⇘　⇓　⇙

血糖スパイクやAGEを抑制する

⇙　⇘

野菜は1日350g以上を推奨

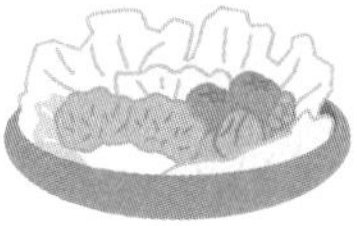

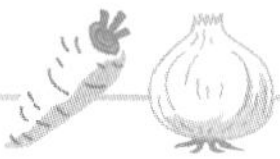

Point

野菜はできるだけまるごと
食べる（ファイトケミカル）

Point

ベジファーストで血糖値が
上がるのを抑える

酢の物は食べないと損

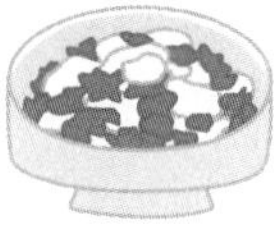

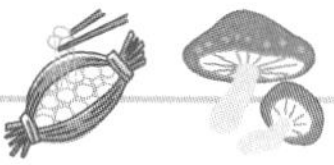

Point

野菜、海藻、ネバネバ食品、
きのこ類などを取る

Point

酢の物で血糖値コントロールと
細胞のベタつき防止が叶う

塩分を多く含む食品としては、魚の干物、魚肉練り製品、缶詰、肉加工品、漬物、ラーメンなどが挙げられます。これらはAGEも多く含むため、極力控えてください。

自宅で料理をする場合は、だしを効かせると、うまみで塩分を減らせます。また、レモンや酢で酸味を加えたり、ネギやショウガ、ニンニク、ハーブなどの香味野菜や香辛料でアクセントをつけたりすると、塩分控えめでも満足感を得やすくなります。

肥満も血圧の大敵です。食べすぎないよう、日ごろから腹八分目を意識し、体重をコントロールしてください。

お酒の飲みすぎも、高血圧の原因となることがわかっています。晩酌が習慣になっている場合、飲酒量は1日あたり日本酒1合程度までとし、週1日以上の休肝日を設けるようにしましょう。

最高のルーティン

高血圧の人はAGE対策と減塩に並行して取り組む。

Tips 32

カリウムを摂取すると、体から塩分が排出されるのはホント？

ホント

排出しやすくしますが、腎臓病などの人は取りすぎに注意を

前項で高血圧対策について触れましたが、もうひとつ**血圧を下げるのに有効なのがカリウム**を意識的に取ることです。カリウムは人体に必要なミネラルの一種で、細胞内の浸透圧を調節して、一定に保つ働きがあります。また、神経の興奮性や筋肉の収縮に関わっており、体液の酸性・アルカリ性のバランスを保つ役割も果たしています。そして、**塩分を体の外に排出しやすくして、血圧を下げる**働きがあります。

カリウムが不足すると、これらの働きに影響することはもちろん、脱力感・食欲不振・筋無力症・精神障害・不整脈などの症状を引き起こすこともあります。反対に、大量に摂取した場合は、体内の調節機構が働くので、通常はカリウム過剰になること

ナトリウムと一緒にカリウムを取る

〈塩分(ナトリウム)が多いとき〉　〈カリウムを取ったとき〉

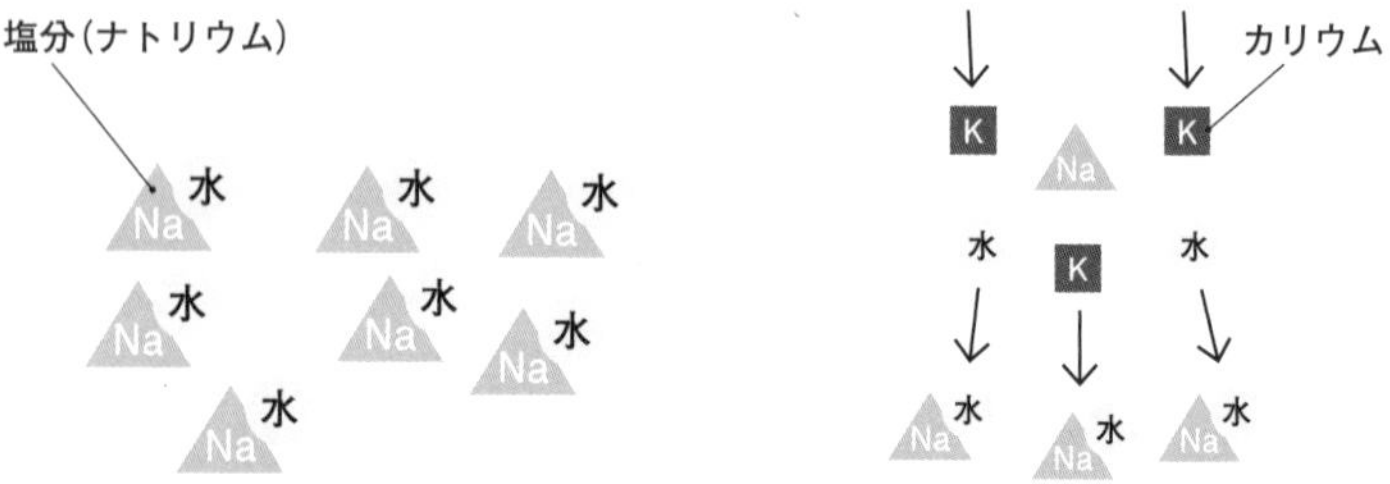

水分とナトリウムがくっついて血管内に入り、血圧が上昇

カリウムが水とナトリウムの排泄を促す

塩分を排出する働きがあるカリウムの摂取がおすすめ

Point 1 減塩をする

塩分摂取量を1日1g減らすと、血圧が1mmHg下がるといわれている

Point 2 薄味に慣れる

出汁、レモン・酢、薬味、香辛料を駆使して塩分を減らす

Point 3 カリウムを取る

カリウムを多く含む食品をなるべく取り、塩分を排出する

カリウムを多く含む食品

- ジャガイモ
- ホウレンソウ
- リンゴ
- 枝豆
- タケノコ
- バナナ
- ハクサイ
- 落花生

など

はまれだとされています。

例外として、慢性腎臓病が進んでいて、腎臓のカリウム排泄量が減っている人は注意が必要です。高カリウム血症になり、不整脈を起こす可能性があります。腎臓に病気がある人や健康診断で高カリウムを指摘された人は医師に相談してください。

カリウムはいろいろな野菜や果物に含まれています。

野菜であれば、切り干し大根、アボガド、ほうれん草、ニンジン、モロヘイヤ、小松菜、ブロッコリーなどが代表的です、果物であれば、干し柿やバナナ、メロン、キウイフルーツなどに多く含まれているほか、昆布や干しひじき、乾燥わかめ、あおさ、焼きのりなどの海藻類にも豊富に含まれています。

ただし、水溶性のため、水にさらすとカリウムが流れ出てしまいます。**野菜なら生野菜で、ゆでる場合はゆで汁も摂取**するようにしましょう。

最高のルーティン

塩分の多い食事を取るときはカリウムの多い食材も併せて取る。

Tips 33

カルシウムを取れば、骨粗しょう症の予防になるのはホント？

ただし、ビタミンDやKなども必要です

高齢者の骨折は生活の質（QOL）を大きく損ないます。寝たきりになると、認知症の発症リスクも高めます。骨粗しょう症の予防は非常に重要です。

骨粗しょう症もAGEと無縁ではありません。**AGEを体内に蓄積すると、骨のコラーゲンが劣化して、骨がもろく**なります。AGE対策が必要です。

また、やはり**食事でカルシウムを十分に取る**ことが大切です。骨は古くなった成分が骨から溶け出し、新たにカルシウムを補給して作り直されることで常に生まれ変わっています。慢性的にカルシウムの摂取量が不足すると、骨から溶け出すカルシウム量のほうが多くなってしまい、骨量が減って骨粗しょう症の原因になります。

最高のルーティン

カルシウムはビタミンDやビタミンKと併せて取る。

厚生労働省が推奨する成人の1日あたりのカルシウムの摂取量は、男性で700〜800ミリグラム、女性で650ミリグラムです。この推奨量は不足しないための目標値で、上限は2500ミリグラムとされています。一般的な食生活ではこの数値をまず超えませんが、サプリメントなどで補っている人は注意が必要です。

カルシウムを取るのに有効な食品としては、牛乳や乳製品、小魚などが挙げられます。特に牛乳・乳製品は吸収率も優れています。小松菜などの緑黄色野菜、ひじきなどの海藻、豆腐などの大豆製品にも多く含まれています。

そのほか、**腸でのカルシウムの吸収を促進するビタミンDや、骨へのカルシウムの取り込みを助けるビタミンK**などの栄養素も必要です。ビタミンDは魚やキノコに、ビタミンKは納豆に多く含まれています。毎日3食規則正しく、AGEを溜め込まないように調理方法にも気を配りながら、栄養バランスの取れた食事を心がけましょう。

「ナトカリ」を知っていますか？

寄稿　一般社団法人ナトカリ普及協会　理事
上田宏幸

一般社団法人ナトカリ普及協会は高血圧や脳卒中、心筋梗塞など循環器疾患の予防・改善などを目指し、健康的な食生活の普及に取り組んでいます。特に重点を置いているのが、本文でも紹介したナトリウムとカリウムの関係について広く知ってもらうことです。上田氏は同協会の理事を務めています。

ナトリウムとカリウムをバランスよく取ることが大切

日本人の死因の第4位（2021年厚生労働省調査）であり、介護が必要となった原因の第2位（2019年国民生活基礎調査）である脳血管疾患。その原因のひとつが高血圧といわれています。そのほかにも高血圧は、心臓病、腎臓病、動脈硬化などの原因になるともいわれています。

高血圧を引き起こす要因はさまざまですが、最も影響が大きなものは食塩（ナトリウム）の過剰摂取です（142ページ）。**食事中の食塩量を減らす「減塩」や、ナトリウムの体の外への排泄を促すカリウムの摂取は、高血圧を予防・改善する大切な食習慣**となります。

ところで、みなさんは**実際の食事に、どのくらいのナトリウムやカリウムが含まれているか**ご存じでしょうか？

ナトリウムは、加工食品であればパッケージの裏面の栄養成分表示に「食塩相当量」あるいは「ナトリウム」として記載されています。一方、カリウムは一部の食品の栄養成分表示に掲載されていますが、任意の表示値であるため、表示がないものも多くあります。

日本食品標準成分表に記載されている例を挙げると、チキンカレー100グラム中（白飯や漬物は含まない）のナトリウムは540ミリグラム（食塩相当量1・37グラム）、カリウムは170ミリグラムであり、とん汁100グラム中のナトリウムは220ミリグラム（同559ミリグラム）、カリウムは63ミリグラムです。最近はレストランなどでも栄養成分、特に食塩相当量を表示するお店が増えてきたので、食塩をどの程度摂取しているかはわかるようになってきました。

一方で、カリウムの表示はレストランでもあまり見かけません。

「ナトカリマップ」を活用しよう

では、高血圧を予防するためには、どのくらいの量のカリウムを摂取すればよいのでしょうか。

ナトリウムとカリウムをバランスよく摂取するために役立つのが、左図および155ページの「ナトカリマップ®」(https://natkali.or.jp/natokari)です。ナトカリマップについてお話しする前に、「ナトカリ比」について簡単にご説明しましょう。

ナトカリ比とは、ナトリウムとカリウムの比率(ナトリウム÷カリウム)です。ナトカリ比が高い食品はカリウムに比べて食塩(ナトリウム)が多く、逆にナトカリ比の低い食品は食塩に比べてカリウムが多いものになります。

たとえば、ラーメンは食塩が多く、カリウムが少ない食品なので、ナトカリ比が高い食品となります。一方、野菜ジュース(食塩添加なし)はナトリウムが少なく、カリウムは多く含まれているので、ナトカリ比は低くなります。高血圧を予防・改善す

メインとなる主食とおかずの ナトカリマップ

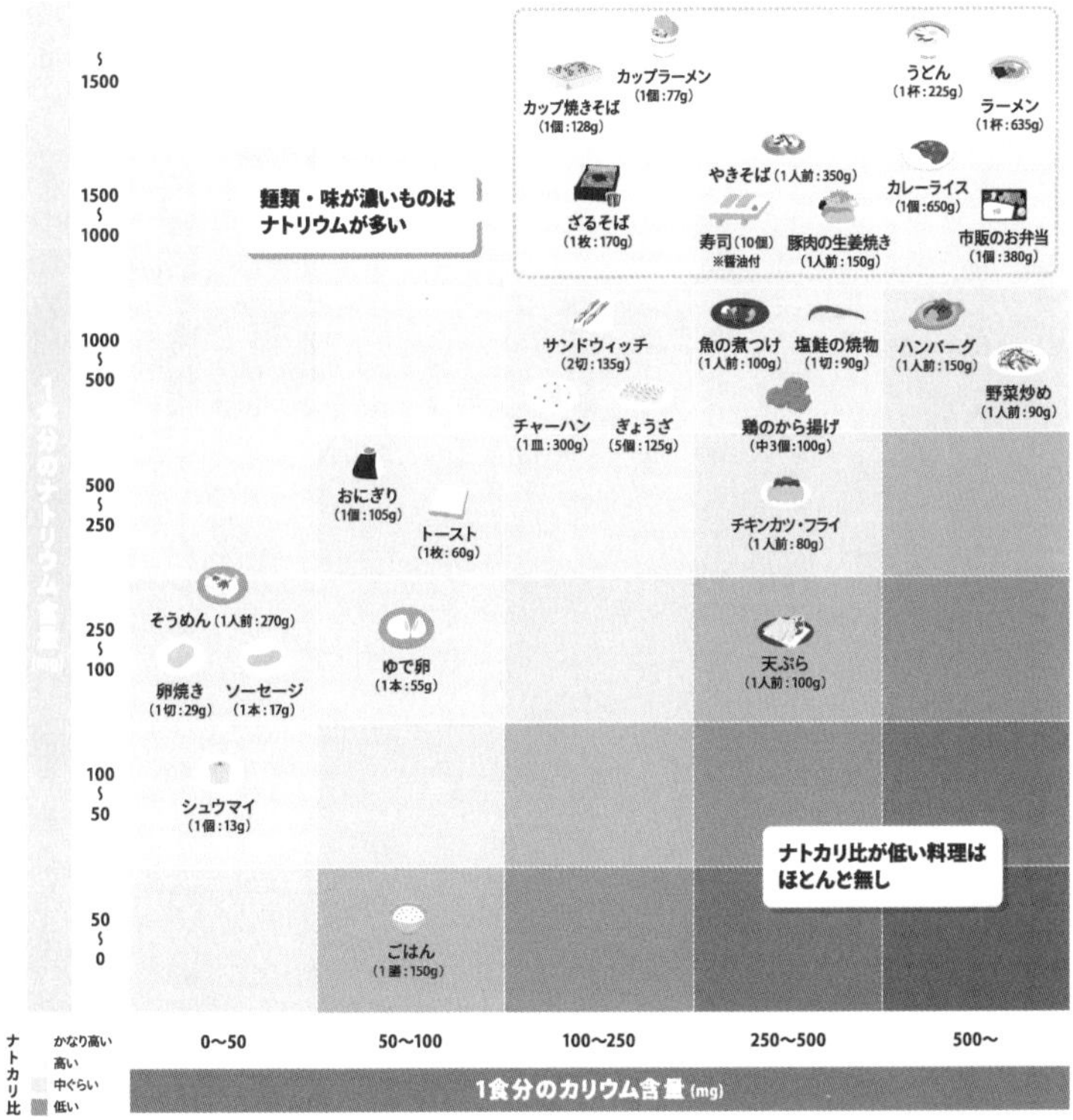

※「ナトカリマップ®」は東北大とカゴメ㈱が特許権と商標権を共有しています

るためにはナトリウムを少なめに、カリウムを多めに食べること、つまり、ナトカリ比の高い食品と低い食品のバランスを心がけることが大切になります。

ナトカリマップは、代表的な食品のナトカリ比を図にまとめたものです。世の中のすべての食品を載せることは難しいため、ふだん食べている食品が載っていないかもしれません。しかし、ナトカリマップを見ることで、どんな食品のナトカリ比が高く、どんな食品が低いのかを学ぶことができます。ナトカリマップの左上に位置するほどナトカリ比は高くなり、右下に位置するほど低くなります。

ナトカリマップを見るとわかりますが、麺類や丼、主菜と呼ばれる食品は左上に位置しており、野菜ジュースや副菜と呼ばれる食品は右下に位置しています。

麺類や丼、主菜は炭水化物（米や小麦）やたんぱく質（肉や魚）をおもに含むため、それらの味付けのために食塩（ナトリウム）が必要になります。野菜が少ない食品だと、よりいっそう左上に近づきます。

副菜の中には調味のために食塩を用いるものもありますが、野菜ジュースや果物などは右下に位置します。主食や主菜のみの食事だとナトカリ比が高い食事になってしまいますが、**主食や主菜に加えて、ナトカリ比が低い副菜の野菜や果物を摂取することでナトリウムとカリウムの摂取バランスを保つことができ、高血圧を予防・改善**す

サブとなるおかずや汁物の
ナトカリマップ

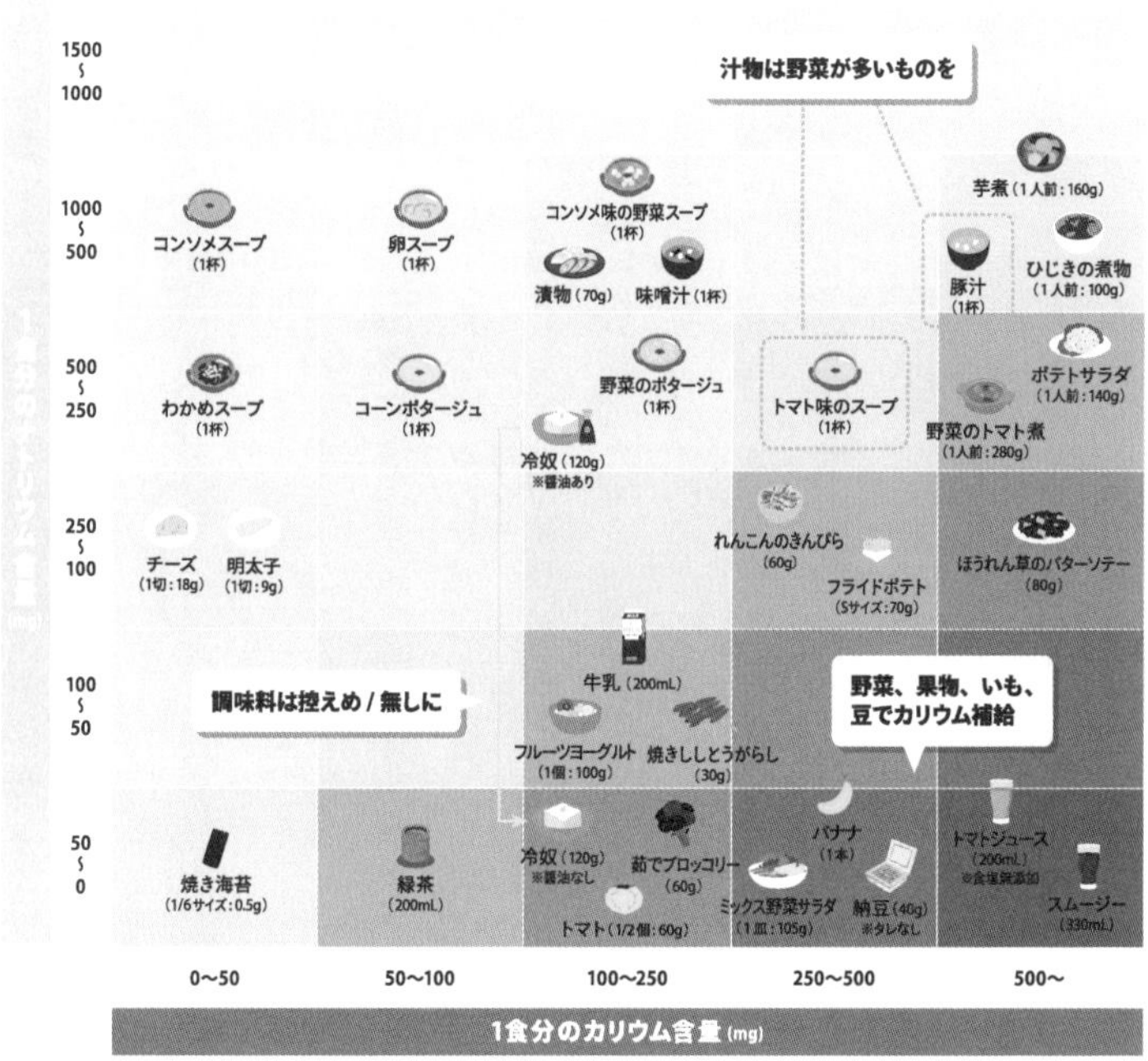

※「ナトカリマップ®」は東北大とカゴメ㈱が特許権と商標権を共有しています

るための食事に近づきます。

減塩が厳しいときには「＋αのカリウム」を

近年、簡単な尿検査で測定できる尿のナトカリ比を指標に、ナトリウムとカリウムの摂取バランスを把握し、食事改善に活用することの有用性がアカデミアを中心に提唱され始めています。このナトカリ比の普及啓発を目的に、**２０２３年５月に一般社団法人ナトカリ普及協会（https://natkali.or.jp/）が設立**されました。

これまでは、カリウムの摂取量や充足度は計算が難しく、個人が行うことは困難でした。尿のナトカリ比やナトカリマップを参考にすることで、自分が摂取すべき食品を正しく選択する力を養い、習慣化することが可能です。

今後はこの考え方がアプリなど使いやすい形となり、日常のツールとして普及することが期待されます。減塩のために味付けや食べる量に気をつけるのは大切ですが、家族や友人と同じ料理を楽しみたいとき、外食のとき、忙しいときなど、減塩が難しいときもあります。そんなときこそカリウムを多く含む野菜や果物を積極的に食べ、ナトリウムとカリウムのバランスを整えましょう。毎日の食事を美味しく、健康に。

やせ方を間違えてない？

ダイエットのホント・ウソ

Tips
34

リバウンドの繰り返しは健康によくないのはホント？

ホント

太りやすくなり、骨粗しょう症や心疾患のリスクが増加します

ぽっちゃりしていた有名人が急激にやせて話題になったものの、しばらくすると元の姿に……。自分でダイエットに挑戦したことのある人なら、思い当たるふしもあるのではないでしょうか。激しいダイエットとその後のリバウンドで、大きく体重が変動してしまうことを、おもちゃのヨーヨーの動きになぞらえて「ヨーヨーダイエット」ともいいます。

つらいダイエットが元の木阿弥になってしまうリバウンド。なぜ、どんなときに起きてしまうのでしょうか。

リバウンドが起きる大きな要因のひとつが、**元の体重を維持しようとする体の働き**

です。人類は長い歴史の中で、飢餓状態を生き延びるために、摂取カロリーが減ると、生命維持に必要なエネルギー量（基礎代謝量）を最低限に抑え、やせにくくする機能を身につけてきました。また平時も飢餓に備えて、元の体重を下回らないようにエネルギーを溜め込もうとします。

ダイエットの開始当初は順調に減っていた体重が、途中で減りにくくなるのはこのためです。そして、**体重が減りにくくなったところでダイエットをあきらめ、急に食べる量を元に戻すと、むしろ太りやすく**なってしまうのです。

また、動物実験では、減量後もしばらくの間は腸内細菌のバランスが異常な状態が続き、それによりポリフェノールの一種であるフラボノイドの吸収が妨げられることがわかっています。それがエネルギー消費量の低下と脂肪蓄積につながると見られています。

これらの「太る＝エネルギーを溜め込む」ことが、飢餓のリスクと隣り合わせだった時代には生き延びていくために重要でしたが、食べ物が簡単に手に入る現在においては太りすぎを招き、かえって健康に悪影響を及ぼすようになっているのです。

一方で、リバウンドを招くような**極端なダイエットは、骨量の低下**を招きます。いったん減少した骨量は元に戻ることがありません。それにより、骨粗しょう症のリス

リバウンドの繰り返しは避ける

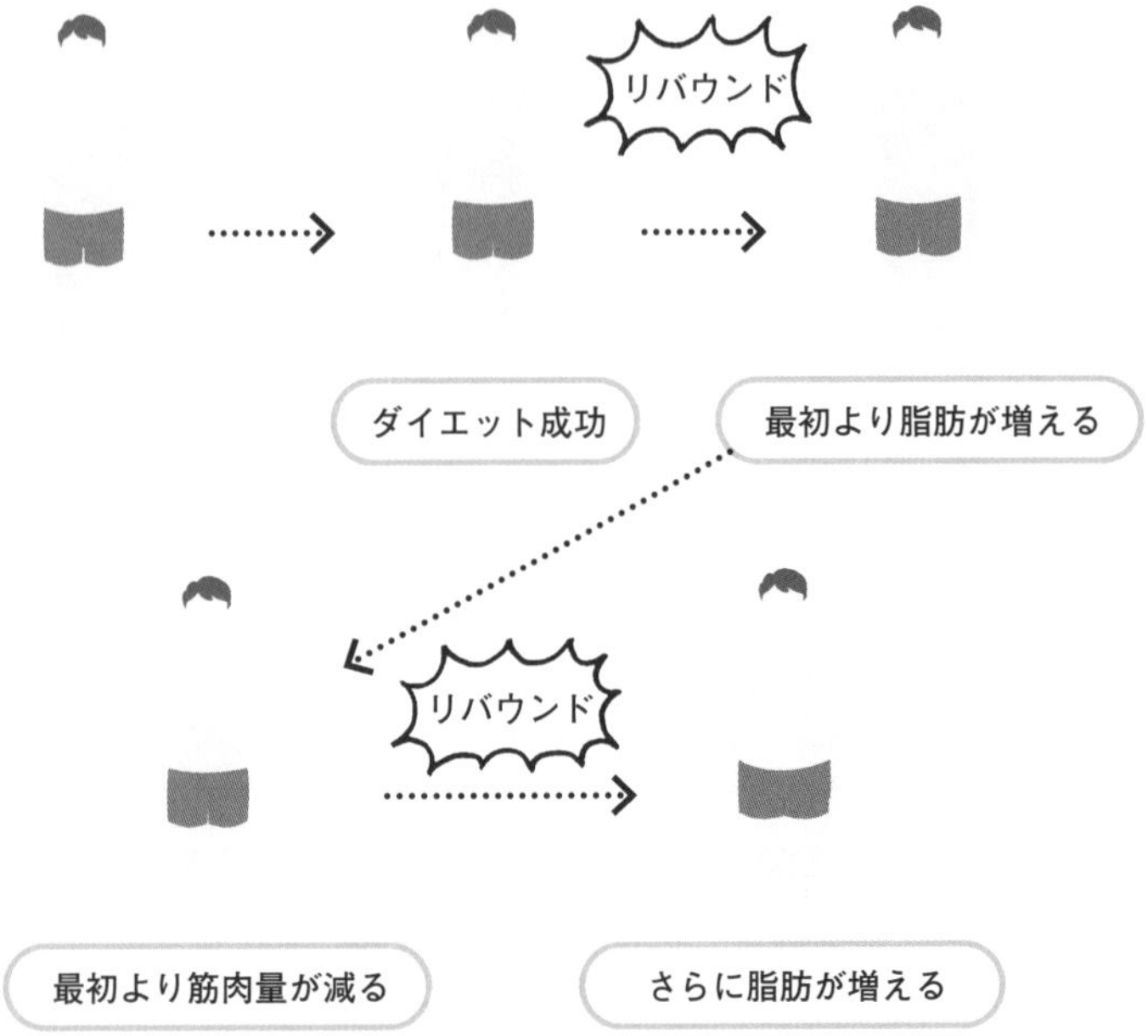

最初より脂肪が増える

最初より筋肉量が減る
さらに脂肪が増える

無理なダイエットで骨格筋量が落ち、リバウンドすると
内臓脂肪だけがついてしまい、骨格筋量は戻らない

リバウンドを繰り返すと健康によくない。
インスリン抵抗性がつき太りやすい体質に！

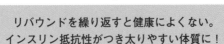

クが増してしまいます。また、アメリカの複数の研究で、**心血管疾患やそれを原因とした死亡リスク**の高まる可能性が指摘されています。

最高のルーティン

リバウンドを繰り返さないように
ダイエットは正しい知識で無理なく続ける。

Tips 35

同じ重さなら脂肪のほうが筋肉より大きいのはホント？

ホント

脂肪の多い人は太って見えやすくなります

筋肉と脂肪とを比べると、筋肉のほうが組織の密度が高く、比重（同じ体積あたりの重さ）も重くなっています。そのため、**同じ重さなら、脂肪のほうが筋肉より約1・25倍の大きさ（体積）**になります。つまり、同じ体重でも、脂肪の多い人のほうが太って見えやすいことになります。

そのため、手っ取り早くダイエットしたいと考え、筋肉がつく運動をせずに、食事制限で脂肪を減らすことを重視したくなるかもしれません。実際、食事で糖質を制限すれば、すぐに2〜3キログラムは減ります。

しかし、この方法はおすすめできません。筋肉をつけて基礎代謝（生きるために最低限必要なエネルギー量）を上げることなく食事を減らすだけだと、前項で紹介したリバウンドを起こしたり、健康を害しやすくなったりするからです。食事管理と運動をバランスよく取り入れることが大事です。

もうひとつ知っておきたいのが、「内臓脂肪」と「皮下脂肪」の違いです。

内臓脂肪は腸の間などに蓄積する脂肪です。内臓脂肪型肥満はウエスト周りが太くなることから、「**リンゴ型肥満**」とも呼ばれ、**脂質異常症・高血圧・高血糖などのリスク**を高めます。ウエスト周りが男性なら85センチメートル以上、女性なら90センチメートル以上の場合は黄信号です。メタボ（33ページ）が疑われるので、医療機関などの指導を受けながらの食生活や運動習慣の改善が必要となります。

また、ＢＭＩが25未満で肥満ではなくても、内臓脂肪が蓄積している場合は「**隠れ肥満症**」といい、こちらも食生活や運動習慣などについて注意が必要です。内臓脂肪は皮下脂肪より食事制限の効果が出やすいので、体重だけでなくウエスト周りを測りながら、その数値を励みに生活改善に取り組んでいきましょう。

一方、皮下脂肪は皮下組織にたまる脂肪で、特にお尻や太ももなどに肉が付きやすいことから「**洋ナシ型肥満**」とも呼ばれます。

ダイエットでは、**まず内臓脂肪が減少し、その後に皮下脂肪が消費**されます。こう

脂肪の特徴

脂肪と筋肉の違い

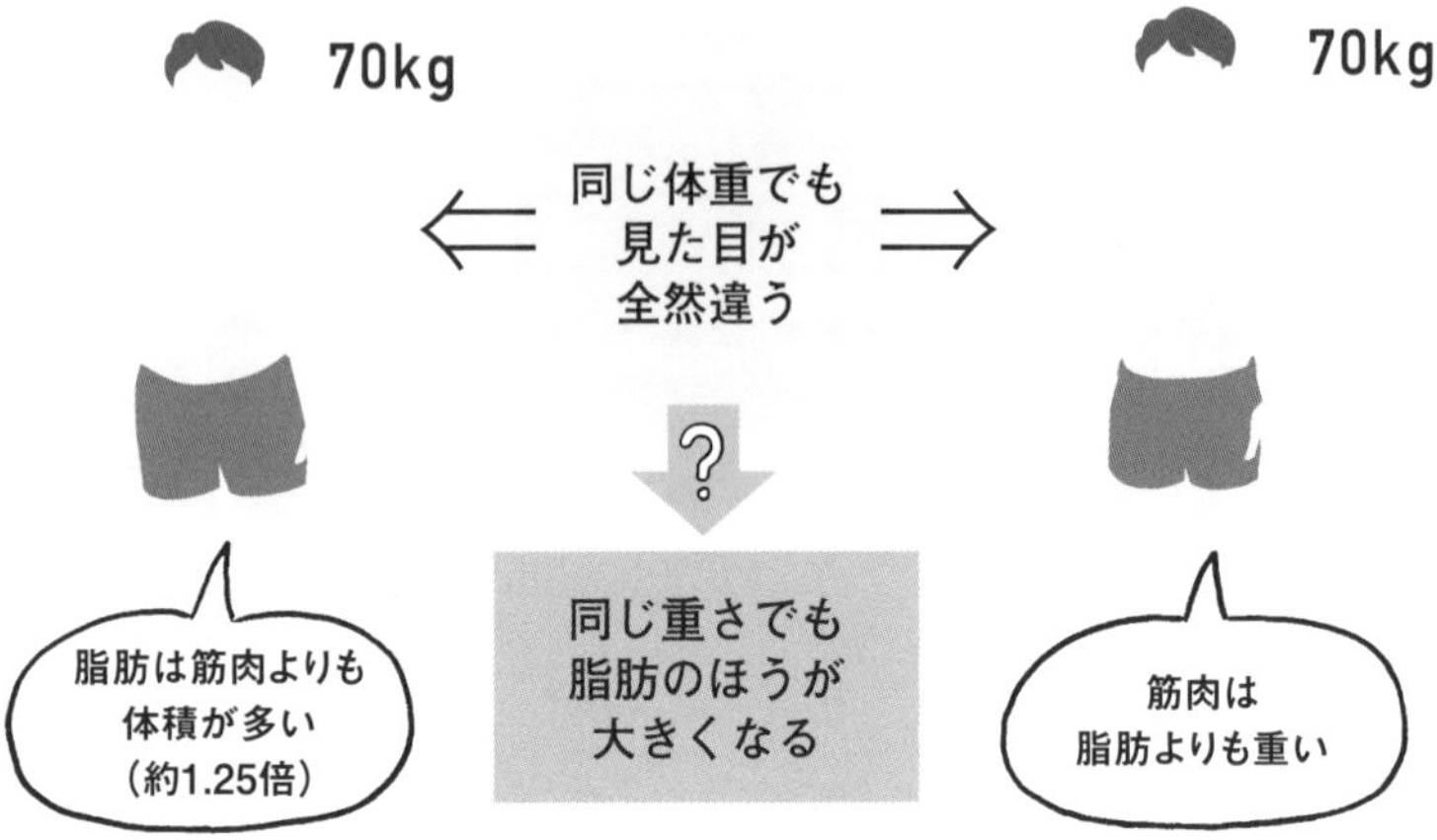
70kg
70kg
同じ体重でも
見た目が
全然違う
同じ重さでも
脂肪のほうが
大きくなる
脂肪は筋肉よりも
体積が多い
(約1.25倍)
筋肉は
脂肪よりも重い

内臓脂肪と皮下脂肪の違い

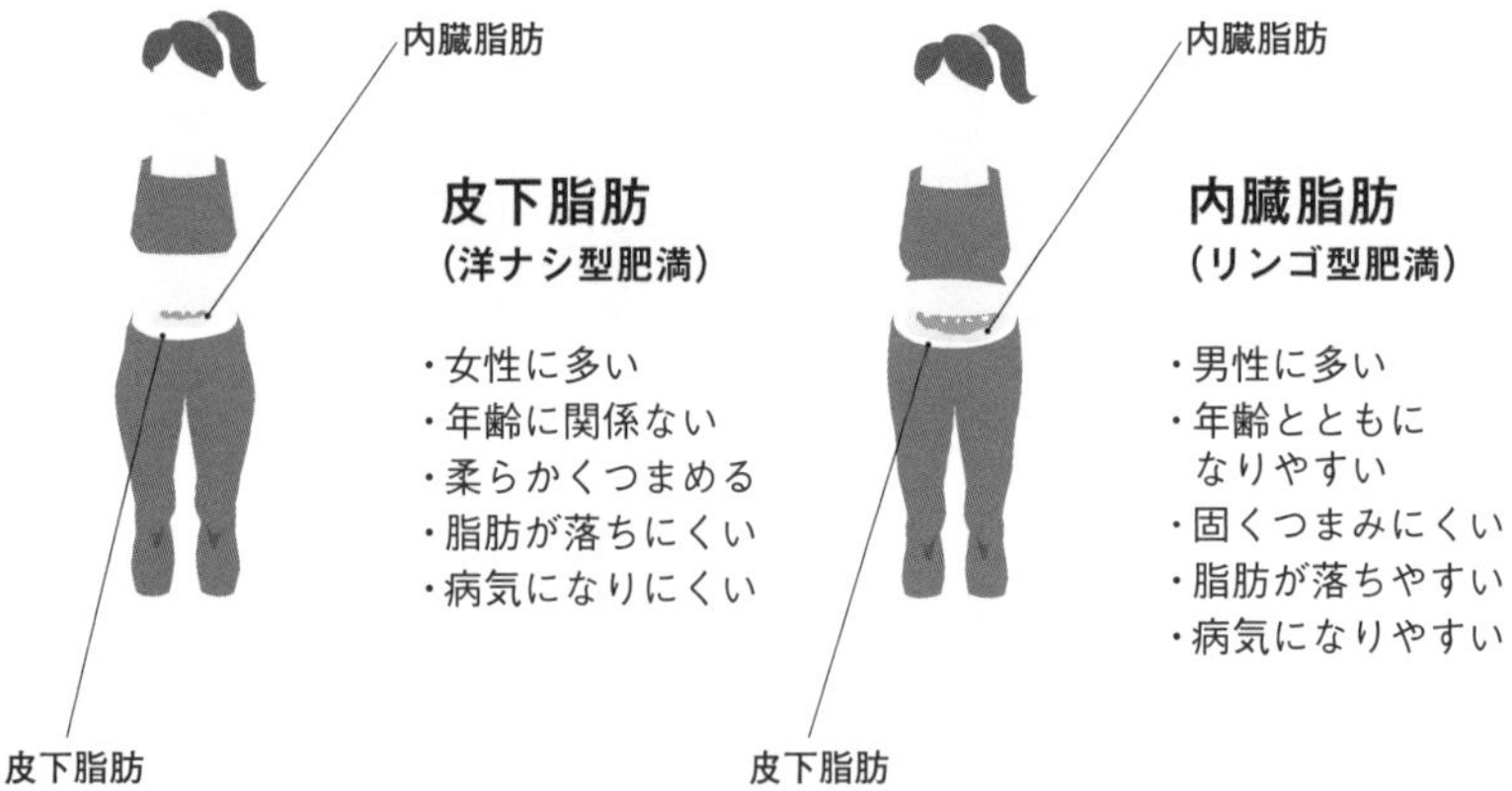
内臓脂肪
皮下脂肪
皮下脂肪
(洋ナシ型肥満)
・女性に多い
・年齢に関係ない
・柔らかくつまめる
・脂肪が落ちにくい
・病気になりにくい
内臓脂肪
内臓脂肪
(リンゴ型肥満)
・男性に多い
・年齢とともに
なりやすい
・固くつまみにくい
・脂肪が落ちやすい
・病気になりやすい
皮下脂肪

した違いが生まれる理由は、内臓脂肪は活動のためのエネルギーへすぐ変換されるのに対して、皮下脂肪は体温の維持や内臓の保護などの役目を担っているためです。生命の維持に密接に関係しているため、燃焼されづらくなっています。

ですから、前述のとおり、2～3キログラムはすぐ落とせますが、それ以上は過酷なダイエットを行っても簡単には落ちません。皮下脂肪を減らすには、時間が必要です。**最低でも3～6カ月は継続しないと、望むような効果は得られません。ダイエットの中身もさることながら、続けるための工夫も同じくらい大切**なのです。

幸い皮下脂肪は内臓脂肪のように動脈硬化を進行させるといった心配はありません。ただし、睡眠時無呼吸症候群や関節痛などの原因にはなるので、放置したりせず、腰を据えてダイエットに取り組みましょう。

最高のルーティン

筋肉と脂肪、内臓脂肪と皮下脂肪の違いを知り、目的意識を持ってダイエットする。

Tips 36

断続的なファスティング（断食）でやせるのはホント？

〇 ホント

ダイエット効果のほか、コレステロール値などの改善も

さまざまなダイエット法の中で、近年、注目を集めているのが**断続的なファスティング（断食）**です。面倒なカロリー計算や特定の栄養素を制限することなく、自然にカロリー制限や糖質制限（インスリンを出すのを抑制）ができるとして人気です。

断続的断食には、いくつかタイプがあります。

一つ目のタイプは、**隔日断食**です。〝食べない日〟と〝自由に食べられる日〟を交互に繰り返すもので、食べない日でも、水だけは飲んでいいとしていたり、もう少しマイルドに、必要なエネルギーの約25%（500〜800キロカロリー）までは摂取してもいいとしていたりする方法もあります。

二つ目のタイプは、**5対2断食**です。週に5日は好きなだけ食べ、2日間は「食べない日」とする方法です。

そして、三つ目のタイプは、**時間制限断食**です。食事を取ってもいい時間帯を一日4〜10時間に制限して、その時間帯は自由に食べていい代わりに、それ以外の時間帯はゼロカロリーの飲み物だけ摂取するというものです。

米国イリノイ大学での研究では、これらすべての断続的断食において、**摂取カロリーが10〜30%減少して、体重が1〜8%減少**することが確認されました。また、血圧やインスリンの効きにくさが改善されるほか、酸化ストレスも減少するといわれています。こうしたことから、心代謝系の健康全般に役立つと考えられています。また、悪玉コレステロールや中性脂肪の低下、食欲調節や腸内細菌叢の改善などの可能性も指摘されています。

同研究では、断続的断食は、栄養の偏りや食行動の乱れを引き起こすこともなく、ダイエットや肥満による代謝の問題を解決する、おおむね安全な方法という結論に至っています。自分にとって無理のない方法を試してみましょう。

なお、〝自由に食べられる〟時間や曜日が設定されているからといって、甘いジュースやお菓子を好きなだけ食べられるという意味ではありません。あくまでも、質を重視したバランスのよい食事を、好きなだけ食べるということです。また、健康な人にとっては安全で有効なダイエットですが、糖尿病と診断されている人や、妊娠中または授乳中の人、摂食障害の既往歴がある人などは、必ずしも安全とはいえません。ファスティングを行う場合は、主治医の診断を仰ぐようにしてください。

最高のルーティン

食べない時間帯を作って無理なくカロリー・糖質制限を行う。

Tips 37

糖質制限で健康的にやせられるのはホント?

×ウソ

極端な糖質制限は、リバウンドと健康リスクを高めます

市販されている食品はもちろん、外食で提供されているメニューでも、「糖質ゼロ」「低糖質」をうたったものがあふれていて、「糖質は体によくない」「糖質制限はダイエットに効果的」というイメージがあります。糖質制限ダイエットは、この糖質の摂取量を減らす代わりに、たんぱく質や脂質を多く取る手法です。

糖質は摂取すると、血糖値が上昇し、インスリンが分泌されます。このインスリンが、血液中にある余分な糖を中性脂肪に変えます。一方、たんぱく質や脂質は血糖値をほとんど上げません。そのため、糖質の摂取量を抑えると、インスリンの分泌が抑えられ、脂肪が溜まりにくくなると考えられ、これをもとに編み出されたのが糖質制

限ダイエットです。

しかし、CHAPTER3で説明したとおり、**米や小麦など炭水化物をはじめとする糖質は重要なエネルギー源**です。また、米や小麦は生活習慣病などの予防に貢献する食物繊維などを取るためにも重要な役割を果たしています。糖質は必要量を超えて取りすぎると中性脂肪として体に溜まって肥満の原因になりますが、体にとって重要な役割も果たしているため、むやみに制限するのは考えものです。

気になる糖質制限ダイエットの効果ですが、これまでさまざまな研究が行われてきました。2017年に発表された、糖尿病患者を対象とした糖質制限とカロリー制限の効果を比較した調査では、調査開始から半年の段階では、糖質制限を行ったグループのほうが体重やBMIに変化が現れました。しかし、**1年後に比較したところ、糖質制限を行ったグループとカロリー制限を行ったグループの間に差はありません**でした。

また、日本肥満学会による「肥満症診療ガイドライン」でも、糖質制限による減量効果は短期的には大きいものの、長期的には差が見られないことも多いので、極端な糖質制限はすすめられないとの見方を示しています。

極端な糖質制限や、たんぱく質・脂質の取りすぎは、健康へのリスクもあります。

糖質制限は本当に有効？

糖質制限はしすぎてもよくない

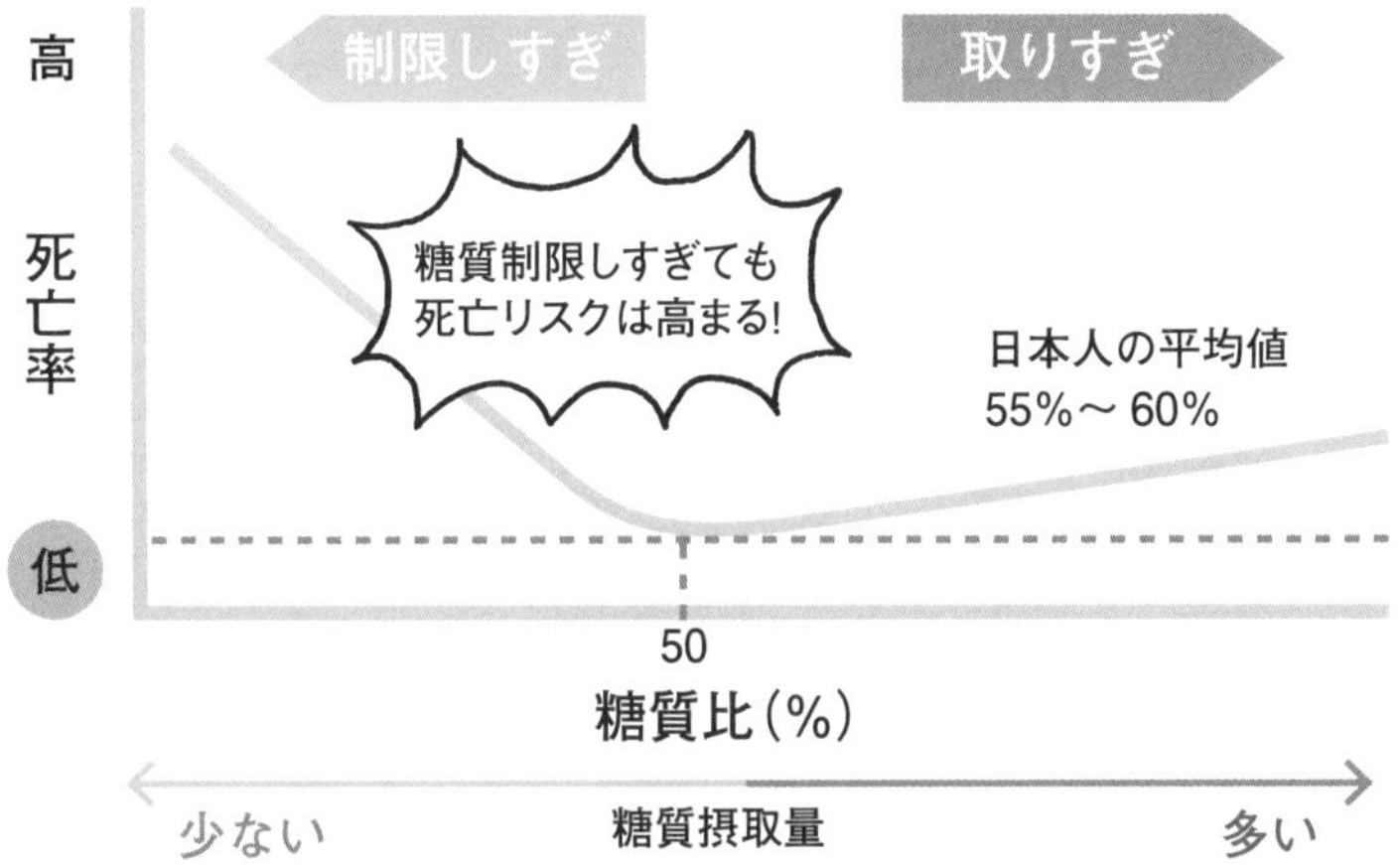

出典：「Lancet Public Health 2018;3:e419-428」より作成

糖質制限ダイエットと低脂肪ダイエットの体重変化の平均差

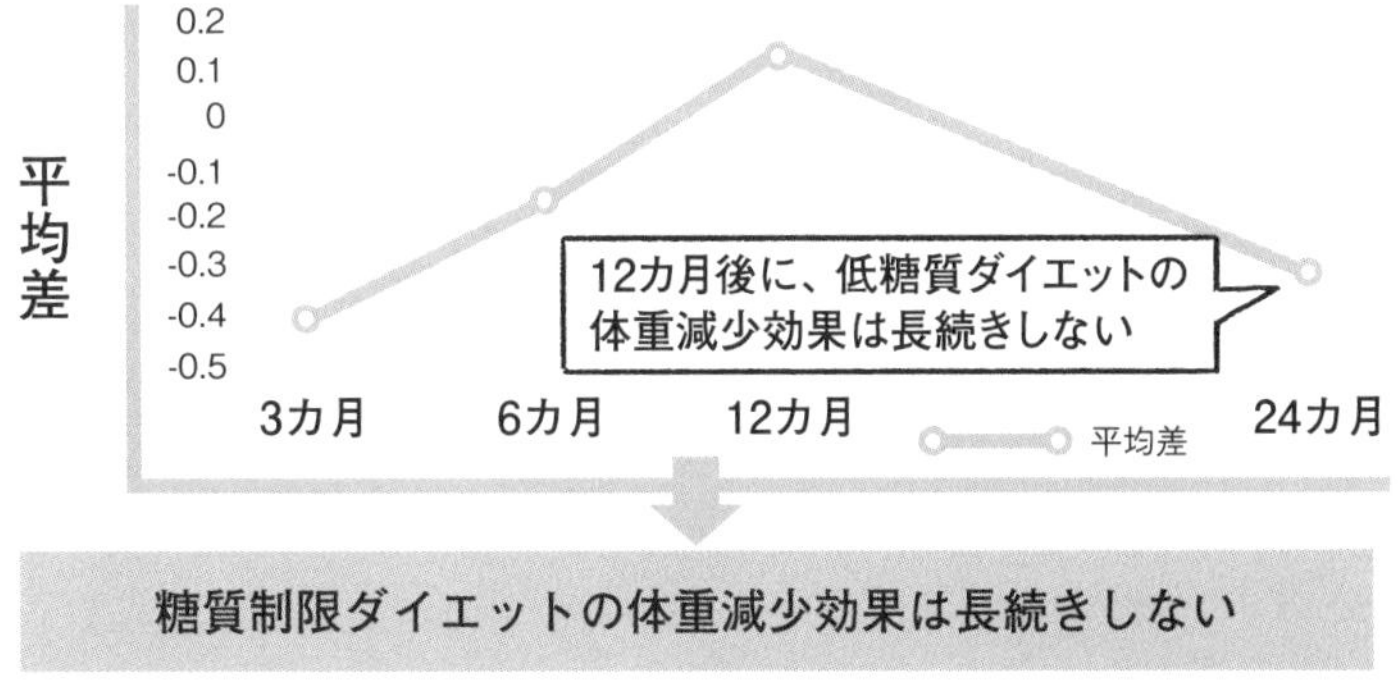

出典：「Nutrients 2022;14:4391」より作成

国立国際医療研究センター研究所による分析では、糖質制限食（低炭水化物食）を取っている人たちとそうでない人たちの死亡リスクを比較したところ、**糖質制限食のグループのほうの死亡リスクが約10％高い**としています。また、**低糖質＋高たんぱく質食を分析した結果も、死亡リスクが高い**ことがわかっています。

もともと「ラーメン＋チャーハン」のような炭水化物メインのメニューを好みがちで、その結果として肥満になった人であれば、糖質の大幅カットは意味があるでしょう。しかし、そうでなければ、栄養価のない甘い飲み物やお菓子を控え、ご飯やパスタといった主食は少し量を減らす程度にとどめましょう。

最高のルーティン

糖質制限しつつも、質に注意しながら適度にご飯やパスタも摂取する。

Tips 38

やせればやせるほど健康にいいのはホント？

×ウソ

過剰なダイエットは健康を損ないます

肥満度の判定には、体格指数ＢＭＩ（Body Mass Index）＝「体重（キログラム）」÷「身長（メートル）の2乗」が国際的な指標として使われます。肥満と見なされるのは、脂肪が過剰に蓄積した状態で、ＢＭＩが25以上の場合です。

男女とも標準体重とされるＢＭＩは22・0で、これまでのデータから、糖尿病、高血圧、脂質異常症に最も罹患しにくい数値とされています。言い換えれば、ＢＭＩ22が最も健康的な体重であるといえます。

ところが、細ければ細いほどいいという〝やせ願望に〟に取りつかれ、やせる必要がないのに、ダイエットに励む人もいます。**ＢＭＩが18・5未満になると「やせすぎ**

（低体重）」と見なされますが、その割合は、20歳代女性では2割以上にのぼります。

こうしたやせすぎは、さまざまな健康問題を引き起こす可能性があります。

偏った食生活は鉄欠乏などの栄養不良のリスクを高め、それに伴う貧血はだるさ・疲れやすさをもたらします。**ミネラルバランスの崩れは心臓や脳の働きに悪影響**を及ぼします。高齢期になってからのロコモティブシンドローム（運動機能の衰えにより、立ったり歩いたりするのが困難な状態）やフレイル（虚弱）のリスクを高め、要介護の原因にもなり得ます。

また、無理なダイエットを繰り返すと、エネルギーを体脂肪として蓄えやすい、つまり太りやすい体質になることはすでにお話ししました（１５８ページ）。

深刻化すると、神経性食欲不振症（拒食症）や過食症を招き、摂食障害が慢性化すると、無月経や低血圧・不整脈など多くの健康障害を引き起こします。

こうしたデメリットを回避するため、自分にとって本当にダイエットが必要なのかどうかを考えましょう。ＢＭＩが適正な範囲にある場合（18〜49歳：18・5〜24・9、50〜69歳：20・0〜24・9、70歳以上：21・5〜24・9）は、基本的にはダイエットの必要はありません。食事の量ではなく、質にこだわりましょう。

一方で、**ＢＭＩが適性範囲であっても、「お腹周りが基準を超えている」「血圧や血**

糖値が高め」「体力や気力が以前より減った」などの症状がある場合は、生活習慣病などの予備軍になっている可能性があります。その場合は食事の質や生活スタイルを見直しましょう。

ＢＭＩの値が肥満に相当していてダイエットに取り組む場合は、まずは食事による摂取エネルギーや糖質を少なくすることで体重を減らすようにします。並行して運動にも取り組みますが、これは運動による消費カロリーでやせるというよりも、筋肉をつけて基礎代謝を上げるなど、太りにくい健康的な体を作るという長期的な取り組みだと考えましょう。

規則正しい生活を送り、カロリーや糖質を計算しながら食事を制限し、ウォーキングやランニングなど適度な運動を長く続けることが、ダイエットを成功させる秘訣です。くれぐれも体重至上主義に陥って、偏った食生活にならないようにしましょう。

最高のルーティン

日常的にＢＭＩと腹囲をチェックして、適正値を下回る無理なダイエットは行わない。

Tips 39

食事や体重を記録するとやせやすいのはホント？

〇 ホント

見える化で取り組むべきポイントが明確になります

健康的なダイエットは食事制限と運動をセットで行うため、続けるためには何らかの手助けが必要です。「夏に水着を着るから、それまでに〇キログラムやせたい」「10月の挙式でドレスを着る必要がある」「マラソンで完走したい」など明確な目標もそのひとつとなります。また、ストイックに自分を追い込むことに楽しみを見いだせる人も、取り組みそのものを楽しめる人も、むしろやりすぎさえしなければ、健康的なダイエットに成功しやすい人たちです。

では、そこまで強い意志を持てない人が取り組む場合はどうすればよいのでしょうか。効果的なのは、**目標や取り組みを記録し、自分が何のために何をしているのか、**

成果は出ているのか、〝見える化〟することです。

まず、何のためにダイエットをするのか、何キログラムやせたいのか、その姿を具体的にイメージし、自分なりのゴールを設定しましょう。

そして、毎日の食事の内容、運動の取り組み、体重や健診の結果などを記録していきます。記録することで「意外に間食をしている」「野菜が足りていない」「午後9時以降に食べることが多い」など、今の体の状況を引き起こしている要因や改善点が見えてきます。また「こんなに運動した」「体重が減った」といった成果も見えてきます。励みになるはずです。

毎日記録をつけていると、「今日は食べすぎてしまったから、明日は間食を控えよう」といった行動にもつながり、その積み重ねが生活習慣を改善していきます。

記録の手段が紙ベースだったころは手書き自体が大変でしたが、今は**アプリなどを利用すれば、簡単に入力**できます。**食事の記録も、写真を撮るだけでAIが解析して、およそのカロリーや栄養素などがわかる**ものもありますし、生活改善のアドバイスをしてくれるものもあります。こうしたアプリを上手に利用しながら、ダイエットを継続していきましょう。

スマホアプリの利用になじめない人は、体重だけでも記録してください。できれば、電子体重計などを使って、**体重・BMI・体脂肪**の3つをチェックしましょう。これだけでも記録していると、食事や運動に気を使うようになります。

記録すること自体がおっくうでなかなか続かない人もいるでしょうが、記録をしなくても事前にアドバイスがもらえたり、記録自体を簡単にしたりする仕組みや仕掛けを設けているアプリもあります。記録することが負担にならないようなアプリを探してみるとよいでしょう。

最高のルーティン

アプリなどを活用して楽にダイエットを続ける。

Tips 40

食べ方を変えるだけでもダイエット効果があるのはホント？

ホント

食べる時間帯や配分を変えるだけでも効果があります

食べることが大好きで、なかなか量を減らせない……そんな人は**食べる時間帯や配分、順番などの「食べ方」**だけでも変えてみましょう。それだけでも肥満防止や健康への効果のあることがさまざまな研究で明らかになっています。

朝食を抜く回数の多い人は肥満やメタボリック症候群の割合が高く、将来太りやすく心臓病のリスクも高いことが報告されています。また、夜遅い時間（たとえば就寝2時間前）に夕食を取ったり、スナックを食べたりする人は肥満と将来の心臓病のリスクが高くなります。そのほか、カロリー制限している人は、朝食よりも夕食のカロリーを制限したほうが、体重が減りやすいという報告もあります。

こうした結果を踏まえ、朝食：昼食：夕食の摂取カロリーを5：3：2あるいは4：3：3とするなど、**1日の総摂取カロリーの大部分を日中の早い時間帯にとる**ことをおすすめします。

1日の食事の回数については「1食がいい」「小分けにして5食にするのがいい」など諸説がありますが、**1日の総摂取カロリーが変わらない限り、体重、血糖値、食欲、エネルギー消費量にほとんど影響を及ぼさない**ことがわかっています。

断続的断食については、ある程度の効果が確認されていますが（166ページ）、長期的な効果や安全性についてはは明らかになっていません。安全性を考慮するなら、断食する時間を12時間以内にとどめ、朝食を抜かないようにしましょう。

食べる順番も重要です。野菜→肉や魚→ご飯やパン・パスタという**〝ベジファースト〟**を心がけてください。野菜などの食物繊維が豊富な食品を肉類や主食の前に取ると、食後の血糖値の上昇を抑えられます。続いて脂質、たんぱく質を摂取することで、インスリンの分泌などを促進するホルモンのひとつ「GLP-1（グルカゴン様ペプチド-1）」が分泌されます。GLP-1には、胃内容物の排出時間を遅延させる作用のほか、食欲抑制作用もあるため、抗肥満効果が期待できます。

食べるスピードや噛む回数も、体重や肥満に影響することが示唆されています。早食いでよく噛まない人は、1回当たりの食事摂取量が多くなりがちで、体重が重い傾向があります。血圧や血糖値も高めで、将来メタボになりやすいことが明らかになっています。できるだけ、**ひと口あたり30回以上噛んで、1回の食事に40分ほど時間をかけ**ましょう。気がついたときだけでもぜひ実行してください。

【食べ方の5箇条】

- 食事を取る時間帯と量（朝食を抜かない。夜遅くに食べない）
- 食事の回数（あまり影響しないので、自分に無理なく設定を）
- 食べる順番（ベジファーストを心がける）
- 食事にかける時間（1回の食事に40分ほどかける）
- 噛む回数（ひと口あたり30回以上噛む）

最高のルーティン

朝食を多めに取り、毎回の食事では〝ベジファースト〟を心がける。

Tips 41

筋トレより有酸素運動のほうがダイエットに効果的なのはホントウ？

〇 ホント

有酸素運動のほうが消費カロリー大ですが、筋トレも重要です

生活習慣病の予防には、内臓脂肪を減らすことが重要です。では、食事制限のほかに、どんな運動を、どのくらい行えばよいのでしょうか。

さまざまな研究の結果、**「多くのエネルギーを消費するなら、どんな運動をどのような方法で行っても同じ」**という結論に至っています。その意味では、筋トレよりも有酸素運動のほうが多くのエネルギーを消費するのでダイエットにはおすすめです。ウォーキング、自転車エルゴメータ（エアロバイク）、ジョギング、水泳など、どれを選んでも効果に大差はありません。日常的に取り組みやすいもの、自分が好きな種目を選ぶとよいでしょう。

運動時間についても、「有酸素運動は一度に20分以上やらないと効果が出ない」といった話を耳にしたことのある人も多いと思いますが、**1日に30分の運動を1回行っても10分の運動を3回行っても、両者の減量効果に差のない**ことがわかっています。これまで運動習慣のなかった人は無理をせず、最初は低強度で、1回の時間を短くして始めましょう。

高強度の運動を短くやっても、低強度の運動を長くやっても、消費するエネルギーの総量が同じならどちらでもかまいません。日常生活で取り組みやすいのは、中強度の運動を1日30〜60分、1週間で150〜300分くらいでしょうか。

とはいえ、個人差があるので、無理は禁物です。自分の体力や環境に合わせて、継続可能な方法を選んでください。持病のある人はかかりつけ医に相談しながら、負荷のかかりにくい方法で始めてください。

消費カロリーは少なくても、運動効果を高めるために、筋トレにも有酸素運動と並行して取り組みたいところです。特に中高年以降は、つまずき防止の意味でも、下肢や体幹のトレーニングを優先的に行うことをおすすめします。

本来は、スクリーニング（238ページ）で自分が今どのような状態にあるか分類・認識したうえで、どのような運動トレーニングから始めるのが適切かを理解しながら取り組むことが重要です。

最高のルーティン

日々の生活に
有酸素運動と筋トレを取り入れる。

CHAPTER 5

見落としている敵はいない?

肌ケアのホント・ウソ

Tips 42

肌ケアは酸化と糖化に注意が必要なのはホント？

ホント

「酸化」と「糖化」の負のスパイラルに注意しましょう

〝体のサビ〟といわれる酸化への対策は、肌ケアの定番です。これまでは肌ケアには抗酸化が重要な対策のひとつといわれてきました。しかし、現在では糖化への対策も必要なことがわかっています。**肌の老廃物を分析すると、糖化によって生成されたAGEが非常に多い**ことがわかったからです。

酸化は自然界では基本的な化学反応のひとつです。物質が酸素と結合することで電子を失い、クギがさびたり、リンゴを切った表面が変色したりといった変化を起こします。体の中でも同じことが起きています。体の中に取り込まれた酸素は全身の細胞のエネルギー代謝に使われますが、その過程で一部の酸素が活性酸素に変化します。

活性酸素は元の酸素よりも酸化能力がはるかに高いとされています。偏った食事や喫煙などによって活性酸素が過剰に増えると、生体膜まで酸化させて生活習慣病や老化を引き起こす原因となります。

活性酸素が体内で生まれ続けているのに体を維持できるのは、活性酸素が増えるのを抑制し、ダメージを修復・再生を促す仕組みを備えているからです。

防御する仕組みは、外から取り入れるものと、体内で作られるものがあります。

外から取り入れるものとしては、ビタミンC、ビタミンE、亜鉛といった栄養素や、コエンザイムQ10、プラセンタ、ピクノジェノールといった美容成分が知られています。抗酸化力を補うためには、こういった成分を取るのも有効です。

一方、体内で作られるものは、抗酸化酵素と呼ばれます。ただし、**抗酸化酵素はたんぱく質でできているため、糖化（AGE化）して劣化してしまうと、能力を発揮できなく**なります。

抗酸化酵素が働かなくなると、AGE化がより促進されます。そして、細胞の表面にあるRAGE（82ページ）にAGEが入り込むと炎症が起こり、ますます活性酸素が増えるという負のスパイラルに陥ります。負のスパイラルによって作られる活性酸素の量と、活性酸素を防御する能力のバランスが崩れてしまった状態を**酸化ストレス**

と呼びます。紫外線やタバコの煙を体に取り込んだ際や、過度な運動や日常生活におけるストレスにさらされた場合などに起きやすいとされています。

肌ケアでは、食事に気をつけることも重要ですが、十分な睡眠、適度な運動、紫外線から身を守ることも大切です。皮膚コラーゲンのＡＧＥ化は、年間で３・７％ずつ増加するとされています。こうした**ＡＧＥの蓄積を１日半分程度に抑えると、炎症が起こりにくく、インスリンの効きも維持されやすい**ことが報告されています。

これまで老化は加齢によるものだとされてきましたが、同じ年齢でも顔が老けて見える人と、若々しく見える人がいます。その差が生まれる要因のひとつが、ここまで見てきたように、活性酸素やＡＧＥというマイナス因子と、それを防御する仕組みのバランスの崩れにあるのです。肌ケアは肌だけでなく、食事、睡眠、運動などへの総合的な取り組みで、酸化と糖化の負のスパイラルを断ち切ることが大切です。

最高のルーティン

肌＋食事、睡眠、運動にも気を配り、酸化と糖化の負のスパイラルを断ち切る。

Tips 43

シワやシミ、くすみはコラーゲンのAGE化が原因なのはホント?

ホント

コラーゲンのAGE化でくすみが目立つようになります

加齢とともに肌のシワやシミ、くすみが気になってきます。顔や手は日常生活の中で隠すことが難しい部位ですから、余計に気になるものです。

実は**肌のくすみの原因となるのもAGE**の仕業です。

肌は外側から「表皮」「真皮」「皮下組織」の3層構造になっています。

皮膚の一番外側を覆う表皮とは、厚さが平均0・2ミリメートルの薄い膜です。外部からの異物の侵入や、体の水分の蒸散を防ぐ働きをしています。表皮の下の真皮は平均2ミリメートルの厚さがある肌の中心ともいえる部分です。血管やリンパ管、汗腺などが存在します。3層目となる皮下組織は大部分が皮下脂肪で、真皮・表皮を支えています。動脈や静脈が通っており、肌組織に栄養を届けたり、老廃物を運び出したりする役割を担っています。

このうち、みずみずしい肌を保つのに欠かせないコラーゲンは真皮にあり、真皮の重さの約70%を占めます。コラーゲン繊維はたんぱく質で、コラーゲンが真皮と表皮を支えることで肌の形やハリ、弾力性を維持しています。

肌のくすみの大きな原因は、このコラーゲンの劣化です。コラーゲンはたんぱく質であり、食事でしっかりとたんぱく質を摂取できていれば、通常不足することはありません。しかし、ほかのたんぱく質と同様に、糖が血液中に多く含まれていると、糖と結びついて劣化します。コラーゲン繊維が糖化してできたAGEが溜まってくると、弾力性がなくなり、シミを作りやすくなり、くすみの原因となります。また、コラーゲン繊維がAGE化すると組織が変形し、細胞間の連絡が悪くなります。

「コラーゲンが不足しないのなら、劣化したコラーゲンを置き換えることはできないの？」と思う人もいるかもしれません。ところが、困ったことに、コラーゲンはいったんAGE化してしまうと、なかなか排出されません。AGE化したコラーゲンが肌から完全になくなるまでに75年、関節からは600年かかると考えられています。寿命は限られていますから、**AGE化したコラーゲンはほぼ生きている間、溜まり続け、**

AGEと肌ケアの関係

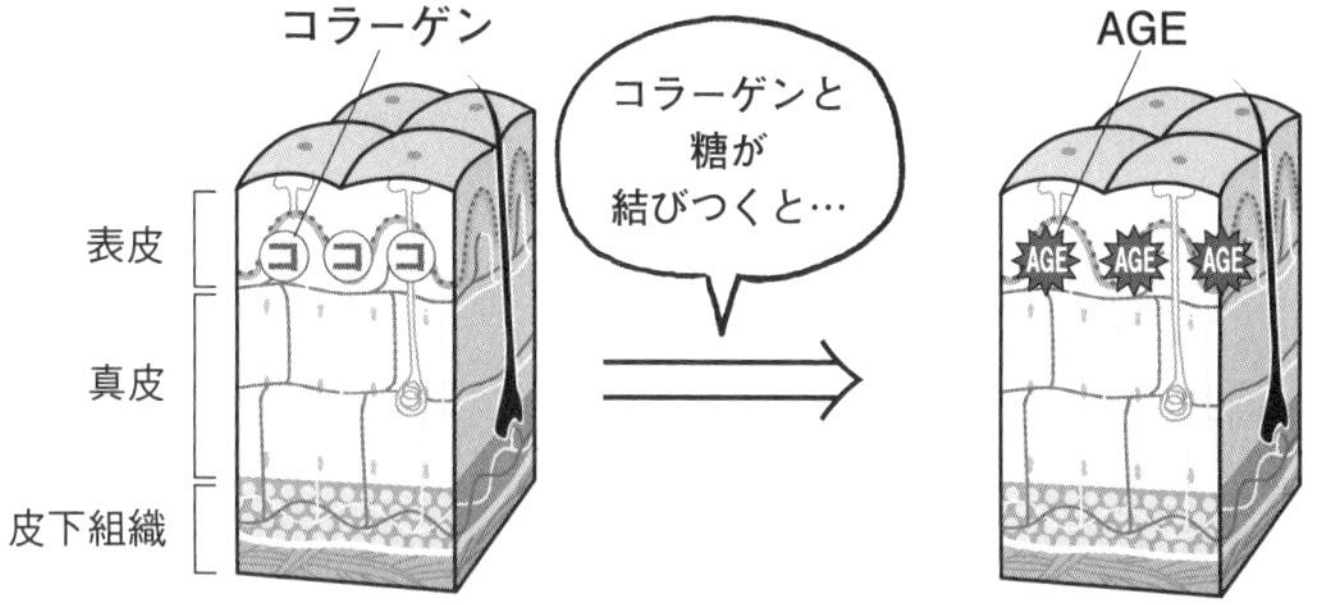

表皮と真皮の間に、
たんぱく質の一種、
コラーゲンがある

コラーゲンが
AGEに変成する

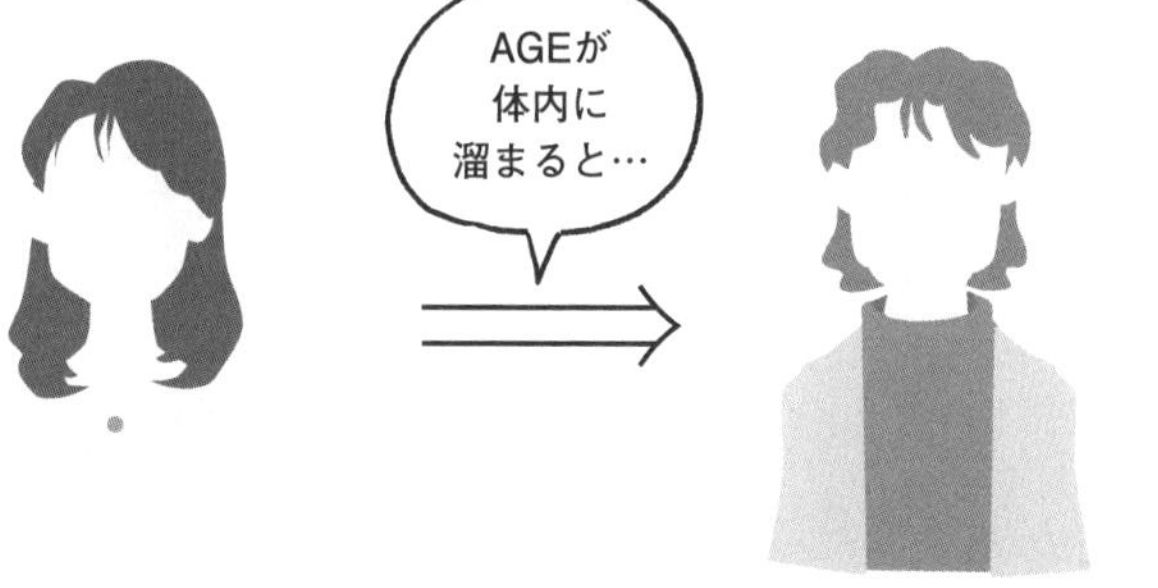

体内のAGEが少ない人は
肌にハリがあり若々しい

体内にAGEがたくさん
溜まっている人は
シワ・シミが多く、
老けて見える

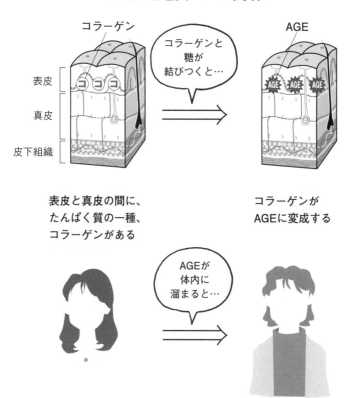

酸化ストレスや炎症反応を引き起こして皮膚の老化が進んでいくのです。

また皮膚にＡＧＥが蓄積されると、コラーゲン繊維が柔軟性を失うため、肌のハリを保てなくなります。その結果、肌全体がたるみ、シワが目立つようになります。

コラーゲンは体内にあるたんぱく質の中でも最も多く、皮膚に40％、骨や軟骨に20％、そのほか血管や内臓など全身に広く分布しています。コラーゲンがＡＧＥ化すると、皮膚だけでなく、椎間板ヘルニア、骨粗しょう症、動脈硬化、変形性関節症などさまざまな臓器障害を引き起こします。腱も硬くなって切れやすくなります。

強く、しなやかな体にするためには、コラーゲンのＡＧＥ化を食い止めることがポイントになります。それには**糖を取りすぎないこと。ＡＧＥの多い食事を控えて、極力体に入れないようにすること**です。

食の基本に戻ることが、肌の衰えを遅らせます。

最高のルーティン

コラーゲン対策も食が基本！糖やＡＧＥの多い食事を控える。

Tips
44

紫外線やタバコが肌ケアの大敵なのはホント？

ホント

紫外線とタバコは肌のAGEを増やします

紫外線とタバコが体によくないことは広く知られています。わかってはいても、日焼け対策をせずに外出したり、喫煙の習慣をどうしてもやめられずにいたりする人も多いのではないでしょうか。紫外線は目に見えませんが、肌だけでなく人体に大きなダメージを与え、老化のスピードを速めます。

日焼けは、表皮の色素細胞が新しいメラニン（黒色の色素）を作ったというサインです。紫外線を浴びるとメラニンがどんどん作られ、成長段階の細胞に分配されます。メラニンを受け取った細胞は、細胞の再生に関係するいわば細胞の心臓部が紫外線で傷つかないように、その上にメラニンをのせて守ります。つまり**日焼けは健康的なの**

体外からのAGEと体内で作られるAGE

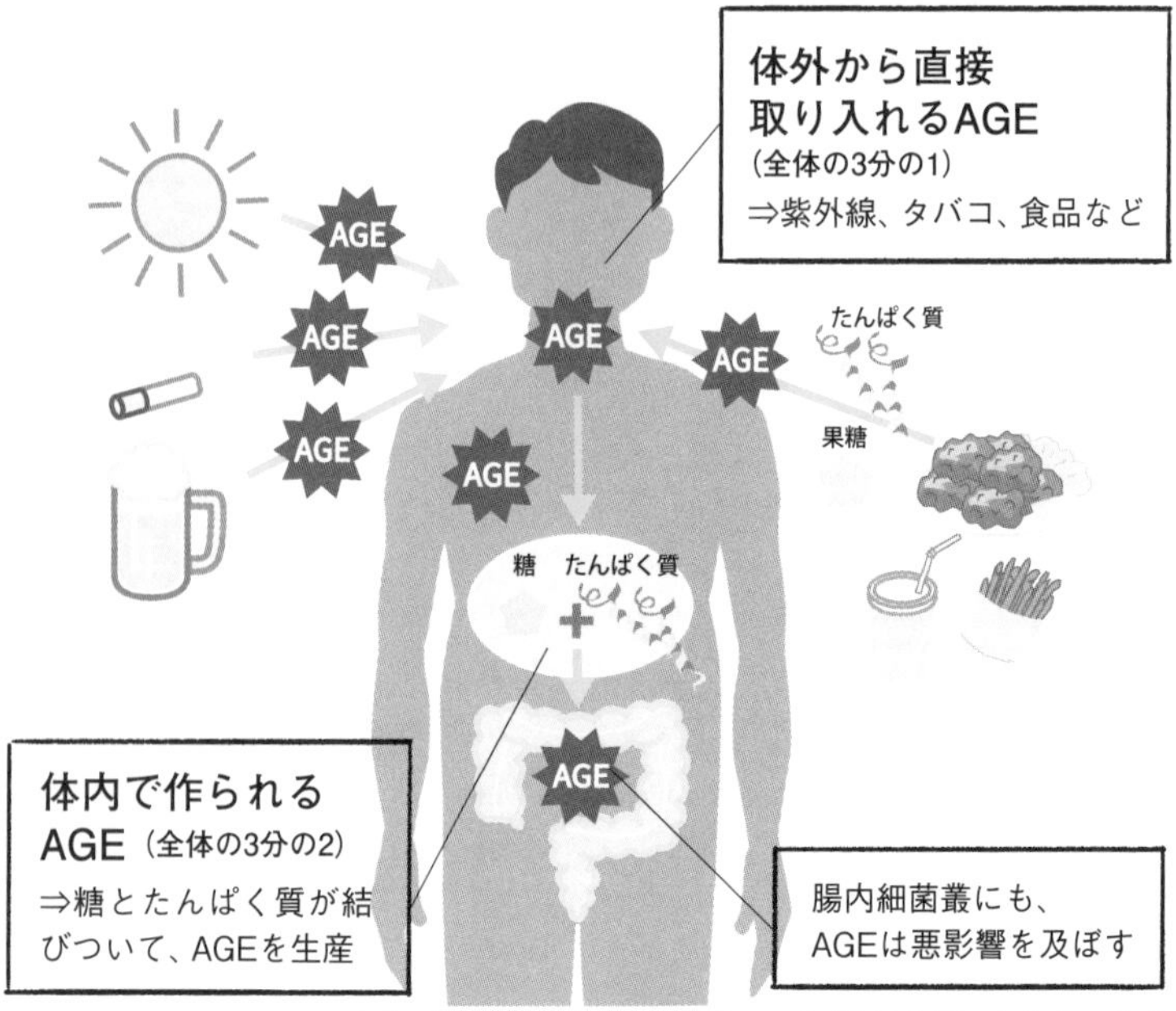
体外から直接
取り入れるAGE
（全体の3分の1）
⇒紫外線、タバコ、食品など
AGE
たんぱく質
果糖
糖　たんぱく質
体内で作られる
AGE（全体の3分の2）
⇒糖とたんぱく質が結びついて、AGEを生産
腸内細菌叢にも、
AGEは悪影響を及ぼす

出典：『老けない人は何が違うのか』（合同出版）を参考に作成

酸化対策

・紫外線を浴びすぎない
・禁煙、受動喫煙を避ける
・アルコール飲みすぎない
・抗酸化化粧品を使う
・ストレスを溜めない

食事対策

・高温調理を避ける
・血糖値を上げない食材をとる
・AGEが多い食品を控える
・ゆっくり噛んで食べる
・就寝2時間前は食べない

光老化対策

・日焼け止め
・UVウェア

乾燥対策

・こまめに水分を取る
・化粧水を使う、正しい洗顔

ではなく、体を守る防衛反応の表れなのです。

日焼けの状態からさらに紫外線を浴び続けると、肌のバリア機能が低下し紫外線が侵入しやすくなります。その結果、メラニンが過剰に作られ、肌の表面にシミができるのです。また、紫外線の影響で、皮膚の張りに大きな役割を果たしているエラスチンやコラーゲンが破壊されたり変性したりすることで、張りがなくなったりシワが目立つようになったりします。

こうした現象を**光老化**といいます。光老化によってダメージを受けると、真皮にあるエラスチンにもダメージが広がり、エラスチンの糖化・酸化が促進され、簡単にAGE化してしまいます。

また、タバコも肌に悪影響を及ぼす刺激物のひとつです。タバコはニコチンやタール、一酸化炭素などさまざまな有害物質を含んでいます。

ニコチンは血管の収縮、血圧の上昇、心拍数の増加を引き起こし、血管の内側を傷つけます。傷がつくことでコレステロールを取り込みやすくなり、コレステロールが蓄積されると動脈硬化を引き起こします。

タールはタバコが燃えるときの熱で産生され、煙に溶け込みます。一度の喫煙で発生するタールは微量ですが、発がん性物質を多く含んでおり、喫煙を続けると蓄積されていきます。同じく煙に含まれる一酸化炭素が体に取り込まれると、血液中のヘモグロビンと結びつきます。本来、ヘモグロビンは酸素を体の隅々に運ぶ役目を担っているため、酸欠状態になって心肺機能が低下します。

とにかく**悪いことずくめのタバコですが、実は大量のＡＧＥ**も含んでいます。タバコの製造段階で葉タバコを加工する際に熱を加えることでメイラード反応が起きて糖化させているからです。喫煙はＡＧＥを取り込むことにもなるのです。

20年タバコを吸っている人は20年分のＡＧＥが溜まっています。その分は基本的には負債として残り続けるため、病気になるリスクは高いままです。

だからといって、禁煙が無駄なわけではありません。ＡＧＥの蓄積をストップした分だけ、リスクを上げずに済みます。

ひとつ注意したいのは、減塩などと違って、**節煙にはあまり意味がない**ことです。1日にタバコを30本吸う人が10本に減らしたからといって、臓器へのダメージや、心筋梗塞・脳梗塞などの発症リスクに大差がないというデータがあります。原因はさまざま考えられますが、本数を減らした分、無意識に煙を深く吸い込んだり、短くなるまで吸ったりすることが一因かもしれません。

もちろん、タバコの害は肌にも影響します。肌の老化要因として、タバコは加齢、紫外線に次ぐといわれています。実際、アメリカの大学による双子を対象とした研究によると、喫煙者は非喫煙者よりも老けて見え、双子の両方とも喫煙している場合でも、喫煙歴が長いほうが年上に見えることがわかっています。

具体的な対策としては、紫外線については日焼け止めや紫外線カットの衣類やサングラスを活用しましょう。**日焼け止めは一度に多めに塗るよりは、こまめに塗り直す**ことが重要です。その製品が推奨する量、塗布方法を守ってください。また、日傘をさしたり、帽子をかぶったり、紫外線カット効果のある衣類を身につけたりするなどの対策も取るとよいでしょう。冬の時期は紫外線が少なくなりますが、雪の反射で紫外線が多くなることに注意しましょう。

一方、**タバコは禁煙あるのみ**です。アルコールよりもやめるのが難しいとされていますが、将来の自分のこと、家族のことを考えてもう一度向き合ってみてください。

最高のルーティン

日焼け止めはこまめに塗り直す。
タバコは節煙ではなく禁煙する。

Tips 45

保湿が肌ケアの王道なのはホント？

○ホント

保湿はうるおいだけでなく、AGE対策にも必須です

肌のお手入れにおいて、保湿を重視している人は多いと思います。女優さんやモデルさんからも「お肌のケアはとにかく保湿」という声が聞こえてきます。

「光老化」「乾燥」「酸化」「糖化」は4大老化とされていて、光老化の原因となる紫外線と乾燥は相互に関連しています。189ページで肌は、表皮、真皮、皮下組織の3層で構成されていることをお話ししました。このうち、乾燥から体を守っている表皮はさらに外側から「角層」「顆粒層」「基底層」の3層構造になっています。

角層は表皮の最も上にあるとても薄い膜ですが、バリア機能と保湿機能という重要な役割を担っています。この角層が紫外線を浴び続けると、バリア機能が低下して水

分が蒸発しやすくなり、保湿機能も低下します。水分が少なくなると、角層の細胞の間に隙間ができ、紫外線が入り込みやすくなります。紫外線は真皮にあるコラーゲンにダメージを与え、ＡＧＥ化を促進します。

乾燥の原因は紫外線だけではありません。表皮に含まれる細胞間脂質（セラミド）の減少も乾燥の原因となります。細胞間脂質は、肌内部の水分が蒸発するのを防ぐバリアの役割を担っていますが、セラミドは加齢とともに減少していきます。

さらに、クレンジングや洗顔でゴシゴシ洗ったり、熱いお湯で洗ったりと物理的な刺激も、肌のバリア機能を低下させ乾燥肌につながります。

乾燥が紫外線を呼び、紫外線が乾燥を悪化させ、コラーゲンにまでダメージを広げる。こうした悪循環に陥らないために、肌ケアでは保湿が重要視されているのです。

まずは**水分を逃さないコンディションを作ることが大切**です。人間の70％は水分ですから、意識して水分を取る生活習慣を心がけましょう。

化粧水は重ねづけが基本です。たっぷりと水分を補給した後、保湿効果の高いクリームやオイルなどで水分の蒸発を防ぎましょう。

正しく顔を洗う、正しく体を洗うのも保湿の大切なポイントです。汚れを落とすためにゴシゴシ洗いたくなりますが、肌のバリア機能を低下させるので逆効果です。また、洗いすぎたり、熱いお湯を使ったりするのも同様です。皮脂のバランスが崩れて乾燥の引き金になります。

乾燥はうるおいのある肌を失うだけでなく、内側にダメージを与える要因になります。**①水分をたっぷり取る、②化粧品を活用する、③顔や体を洗うときは皮脂を落としすぎない**——保湿の3原則を必ず守りましょう。

最高のルーティン

基本中の基本こそ効果大。保湿の3原則を実行する。

Tips
46

スポーツドリンクより緑茶が肌にいいのはホント？

○ ホント

緑茶のカテキンが体内のAGE化をストップします

年齢とともに筋肉量が落ちると、体内に蓄積される水分量も減ってきます。すると表皮の角層の中の水分量が減り、乾燥が進みます。乾燥すると紫外線が入りやすくなり、真皮にあるコラーゲンまでダメージが広がります。肌のコンディションだけでなく、熱中症、脳梗塞、心筋梗塞など、さまざまな健康障害のリスク要因となります。

生命を維持していくために必要な水分量の目安は、1日2・5リットルです。水分は食事などにも含まれるため、飲み物で直接取る必要があるのは約1リットルといわれています。

最近は水ではなく、スポーツドリンクなどを常飲している人もいるようですが、5

00ミリリットルのペットボトルには約30グラムの砂糖が含まれています。ティースプーンで約6杯分です。毎日、**水代わりに飲んでいると、コラーゲンの糖化が促進**され、肌にも影響します。

スポーツドリンクに似たものに経口補水液があります。こちらは脱水症状の改善を目的としていて、飲む点滴ともいわれています。スポーツドリンクよりも糖分が少なく塩分が多いのが特徴で、体への吸収率・吸収速度が非常に高くなっています。

一方で、大量に飲むと塩分の過剰摂取になる可能性もあるため、腎臓や心臓にはあまりよいものではありません。水分は水で補給するのが基本です。

味がなくて水が苦手な人は緑茶でもよいでしょう。緑茶に含まれるカテキンは、糖とたんぱく質が結びつくのを抑える働きがあります。腸からの糖の吸収を緩やかにしてくれる働きもあるため、血糖コントロールの効果も期待できます。

ペットボトルの緑茶の場合、AGEを増やさない効果を得るには、500ミリリットルのボトルを1日3本飲む必要があります。高濃度カテキンをうたっている商品であれば、350ミリリットルのボトル1本でカバーできます。

いちばんのおすすめは、**茶葉を急須で淹れる**ことです。茶葉を多めにして、高温で淹れると、カテキンを効率よく摂取できます。濃いめに淹れたお茶であれば、**1日2**

杯（200ミリリットル）で効果を得るのに必要な量を取れます。

ただし、淹れてから時間が経つと、酸化して茶色くなります。そうなってしまうと、飲んでもあまり効果がありません。淹れたてをなるべく早く飲むのが鉄則です。

紅茶やコーヒーと同様に緑茶は利尿作用があり、水分補給にならないという指摘もありますが、気にするほどのレベルではありません。ただ、カフェインが含まれていることもあり、寝る前は控えたほうが無難です。

最高のルーティン

日常生活の水分補給にはスポーツドリンクより緑茶を飲む。

Tips 47

炭水化物の摂取量が多いと老け顔になるのはホント？

○ ホント

炭水化物の摂取量が多いと皮膚にダメージを与えます

車にたとえるなら、たんぱく質は車体、炭水化物は燃料にあたります。ガソリンや電池がなければ車は動くことすらできません。

体を動かすエネルギー源はいくつかありますが、日本人の摂取エネルギーの50〜60%は、炭水化物から供給されています。炭水化物に含まれる糖質は脂質やたんぱく質と異なり、素早くエネルギーに変換できるという特徴があります。

一方で炭水化物を取りすぎると、血糖値が上がります。血糖値の上昇が活性酸素の増加や老化を加速させることはすでにお話ししました。炭水化物で警戒すべきは、血糖値が急激に上昇する血糖スパイクです。

高血糖の状態が続いたり、血糖スパイクを繰り返していたりすると、血管が傷つけられ、老けて見える原因になります。女性を対象にした研究によると、**炭水化物の摂取量が50グラム増えると、シワや皮膚が委縮するリスクが約1・3倍**に増えます。炭水化物の摂取量が少ないほど、日常生活で露出する部位の皮膚のダメージが軽微であることが明らかになっています。

これは肌を支えるコラーゲンがAGE化した弊害が、いち早く顔などに現れてきたと考えられます。コラーゲンは血管や骨、関節、腱といった全身の至るところに存在するため、AGE化するとさまざまな臓器障害を引き起こしますが、体の表面にある皮膚は普段から見える部位であるため目立ちやすい傾向にあります。「あの人とは同年代なのに、私より若々しいな……」と思ったら、AGE化が進んでいるサインと考えて、早急な対策が必要です。

まずやるべきことは**炭水化物の重ね食べを控える**ことです。チャーハンとラーメンのセット、お好み焼きとご飯の定食など、日常の中で無意識のうちに炭水化物を重ねて食べていることはよくあります。特にカレーライスは、小麦粉のルーに炭水化物の多いニンジン・ジャガイモが入り、さらに炭水化物の白いご飯にかけて食べるため、まるごと炭水化物の食事といえます。

次に、麺のみ、パンのみなど、**炭水化物だけの食事も要注意**です。糖がダイレクトに吸収されるため、血糖値を急上昇させる要因になります。忙しいとついラーメンだけ、パンだけを食べて済ませてしまいがちですが、一般的に「食べたいときにすぐに食べられるもの」は糖質過剰になりやすいと覚えておきましょう。

最後に、**精製された炭水化物も控えましょう。食物繊維などの成分を取り除き、糖質の割合が高くなるようにすると**、やわらかくて食べやすく、甘みを感じられるようになっています。糖質の割合が高いのは白米やうどん、パンなどの食品で、白っぽい色のものはほぼ精製されたものと考えてください。

精製されたものは食物繊維が入っていないために血糖値が上がりやすく、消化吸収が早まります。胚芽米、玄米、麦、全粒粉パン、そば粉などを意識して食べるようにしましょう。

最高のルーティン

①炭水化物の重ね食べをしない。
②炭水化物だけの食事をしない。
③炭水化物は精製されていないものから取る。

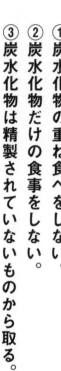

Tips
48

加工食品は肌ケアにもマイナスなのはホント？

ホント

AGE＋食品添加物が肌を乾燥させます

糖質制限ダイエットの流行で、炭水化物の代わりに肉を大量に摂取している人がいますが、脂質が多く、AGEを体内に溜め込みやすいのでおすすめできません。

さらに**加工食品もAGEにとって大敵**です。ベーコン30グラムを焼いたときのAGE量は、豚バラ肉100グラムを焼いたときの約3倍です。ベーコンやソーセージなどの加工品は製造の過程で熱が加えられ、さらに調理でも熱が加えられるため、AGE量が増大します。ツナ缶、サバ缶といった缶詰も同様です。

また、加工食品は製造段階でさまざまな添加物を入れることが多くなっています。たとえば、ベーコンやソーセージなどの加工肉、インスタント麺、練り製品、プロセスチーズ、スナック、清涼飲料水などの色や風味、保存性を高めるため、無機リンという添加物が使われています。食品の原材料名に記されている**「リン酸塩」「かんすい」「膨張剤」「酸味料」「pH調整剤」などはすべて無機リン**のことです。

無機リンは多くの食品に含まれる天然の有機リンに比べて、腸から吸収されやすい特徴があります。有機リンは摂取量の半分程度が尿などを通じて排出されますが、無機リンはほぼ100%が体内に吸収され、血液中のカルシウムと結合して体のさまざまな箇所に付着します。その結果、骨がもろくなりやすく、血管内に付着すれば動脈硬化、関節に付着すれば変形を引き起こし、皮膚に付着すると乾燥肌を招きます。がまんできないほどのかゆみを伴うこともあり、肌ケアにとっても大敵なのです。

食品添加物の成分表示は義務づけられていないため、未記載のものがたくさんあります。肌ケアにとっても、加工食品の摂取はできるだけ控えましょう。

最高のルーティン

加工品は乾燥肌の原因に！AGEや無機リンの摂取は控える。

Tips 49

鶏の唐揚げより焼き鳥のほうが肌にダメージが少ないのはホント？

×ウソ

焼き鳥は唐揚げよりもAGE量が増えます

CHAPTER3でお話ししたとおり、基本的には「生→蒸す・ゆでる→煮る→炒める→焼く→揚げる」の順でAGE量は多くなります。しかし、同じ140グラムの鶏のから揚げと焼き鳥（鶏もも肉45グラム／塩、鶏皮30グラム／タレ、鶏レバー30グラム／タレ、鶏砂肝35グラム／塩　計4本）のAGE量を比較すると、**鶏のから揚げが9291キロユニット、焼き鳥が9484キロユニットとなり、「焼く」と「揚げる」が逆転**します。焼き鳥は細かい肉片を直火でじっくり焼くため、AGEが増えやすいのです。

裏を返せば、肌の大敵である高AGE食材でも、**調理方法の工夫でAGEの量を減**

らすことができます。

ステーキを焼くならフライパンより直火＋超レアがおすすめです。ＡＧＥ量は、フライパンで焼くと1万58キロユニット、直火焼きだと７４９７キロユニット、直火＋超レアで焼いた場合は８００キロユニットまで減ります。なるべく火を通さないほうがＡＧＥは作られにくいので、焼肉の場合も片面ずつじっくり焼くよりも、ひんぱんにひっくり返したほうがＡＧＥ量を20～30％減らすことができます。

また、高温調理になりやすいイモ類も、調理法に注意が必要なもののひとつです。『ＡＧＥデータブック　数字でわかる老けない食事』（万来舎）のデータによれば、たとえば、ジャガイモは１００グラムのＡＧＥ量は17キロユニットと少ないのですが、フライドポテトになると６００～１５００キロユニットにはね上がります。ファストフードの定番セットであるハンバーガーや清涼飲料水も高ＡＧＥ食品ですから、健康にとっていいことはひとつもありません。どうしてもファストフードを食べたいときは、サラダも頼んで、サラダから食べるようにしましょう。

肉の脂身は取り除き、調理にはなるべく油を使わず、できるだけ水を使った加熱方法を心がけるとＡＧＥの量を減らすことができます。

「我慢できずに焼肉を食べてしまった」という場合は、翌日は刺身や鍋料理にして油

食事で取るAGEのポイント

AGEを抑える調理法

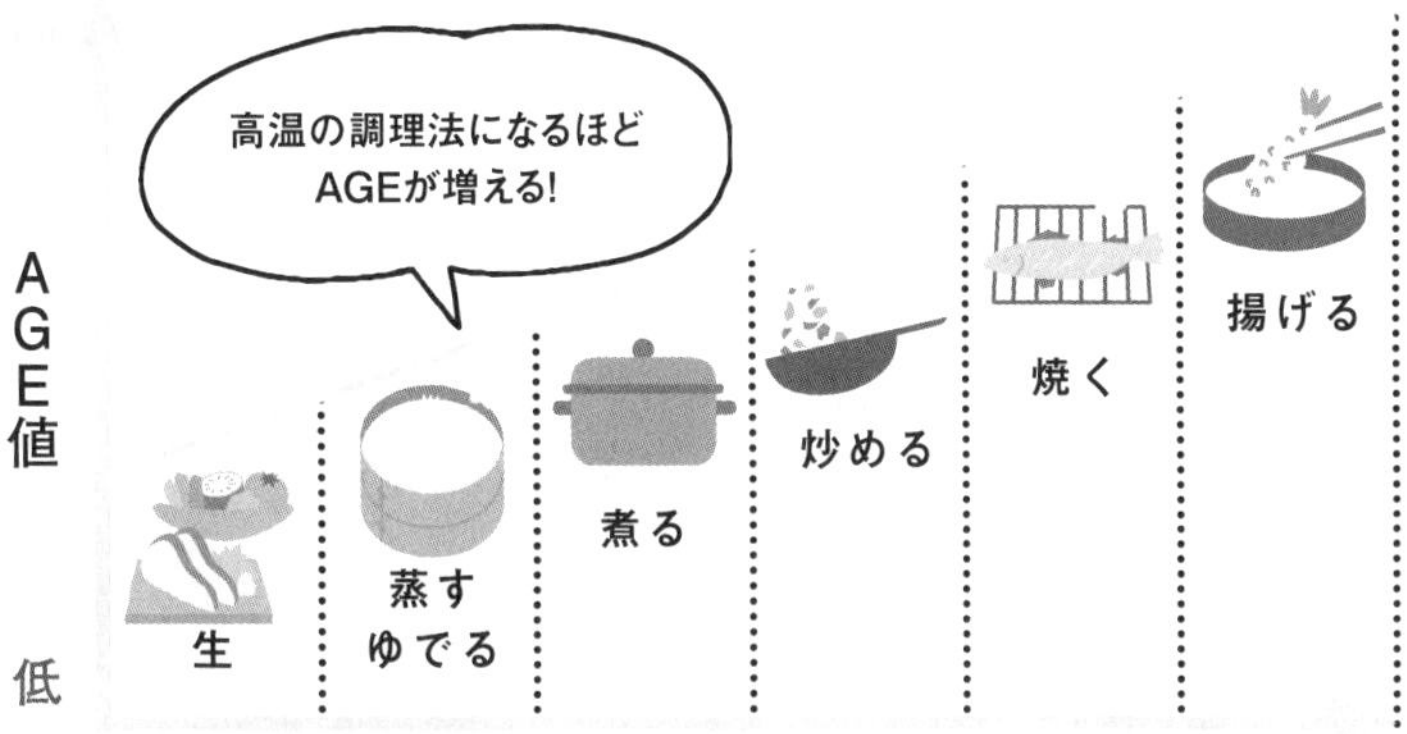

AGEを抑えた朝食メニューの例

油でソテーしたソーセージは控えたほうがよい。ベーコンも同様。

市販のジュースは果汁100%であっても果糖が高いこともある

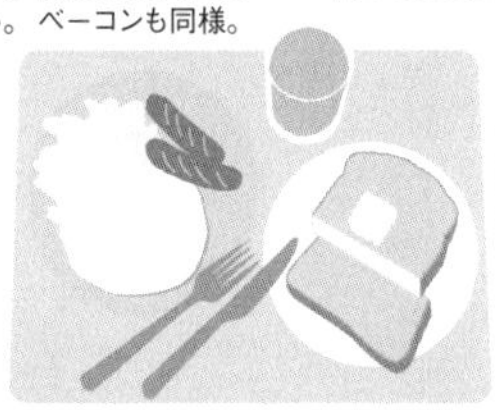

トーストしたパンもAGEの天敵

油で焼いた目玉焼きはAGEにとってはよくない

バターもAGEにはよくない。トースト＋バターのコンビネーションは控える

卵を食べるなら、目玉焼きよりスクランブルエッグやゆで卵のほうが圧倒的によい

生のハーブを使ったフレッシュハーブティーは、AGEを抑える効果がある

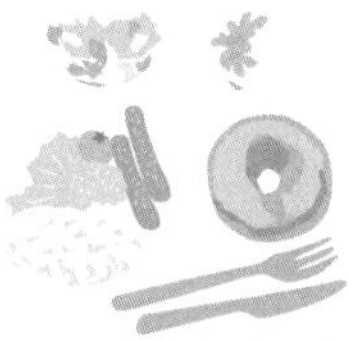

パンは焼かずに食べられるタイプのものを選ぶ

ソーセージは油を使わず、ボイル調理で食べる

AGEが多い食品

- ・ステーキ　・唐揚げ
- ・トンカツ　・ハンバーグ
- ・焼き鳥　・フライドポテト　など

AGEが少ない食品

- ・生野菜　・納豆
- ・刺身　・酢の物などの和え物
- ・ベーグル　など

を使わない工夫をしましょう。正しい知識を持って、食べるものをこまめに調節することが大切です。

最高のルーティン

肉料理は高温調理をなるべく控える。暴飲暴食が続いたら低ＡＧＥ食でリセット！

肌は日々の生活習慣を映し出す鏡

寄稿
株式会社ポーラ ブランドクリエイティブ部
APEX開発チーム リーダー
菅生純平

健康アプリSOULA pieの肌ケア領域のパートナーでもある、株式会社ポーラは業界に先駆けて、肌・こころ・からだの総合的なケアに取り組んでいます。同社が提供するパーソナライズドコスメブランドAPEX（https://www.pola.co.jp/brand/apex/index.html）の肌解析サービスに、SOULA株式会社も技術的なサポートを行っています。

肌ケアは外側からと内側からの視点が必要

肌のコンディションを左右する要因は、実にさまざまです。最も重要な要因は、**自分の肌性や肌質にあった化粧品で、継続的にケアし続けられているか**どうかです。そ

肌をとりまく要因図解

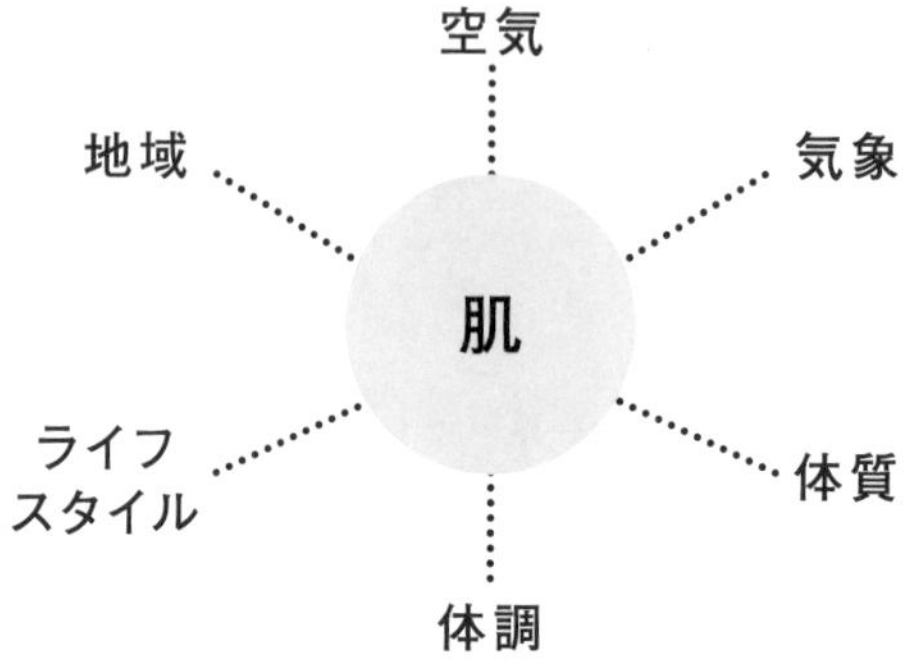

のほかにも、年齢、季節、地域、気象環境のように、自分ではどうにも抗《あらが》えないものから、食生活や運動・睡眠習慣、メンタルといった、自分でどうにかしようと思えばできるけれども、習慣化が難しいというものまで、多岐にわたります。

私たちは、業界に先駆けて**「ホリスティックケア（包括的ケア）」**を掲げて、肌・こころ・からだを総合的にケアするための取り組みを行ってきました。今では、それが業界のスタンダードになり、さまざまな要因を多面的に攻略するＴｉｐｓを、インターネットや書籍などで知ることができるようになりました。このように、多岐にわたる要因と肌の関係を、エビデンスをもって示せるようになったのは、実は２０００年代後半以降と、わりと近年のことなのです。

私たちが展開しているパーソナライズドコスメブランド「APEX」の特徴は、詳細な肌分析、そしてカウンセリングに基づくケア提案とプロダクトの提供です。5年ごとのサイクルで肌分析技術を刷新し、「日本＝ストレス社会」というワードが飛び交うようになってきた2000年ごろから、カウンセリングにも、生活習慣や体調に関する項目を入れ始めました。

これらのデータは実にユニークで、どこを切り取って解析するかで、「肌とさまざまな要因との関係」がいくつも明らかになってきました。いくつかご紹介しましょう。

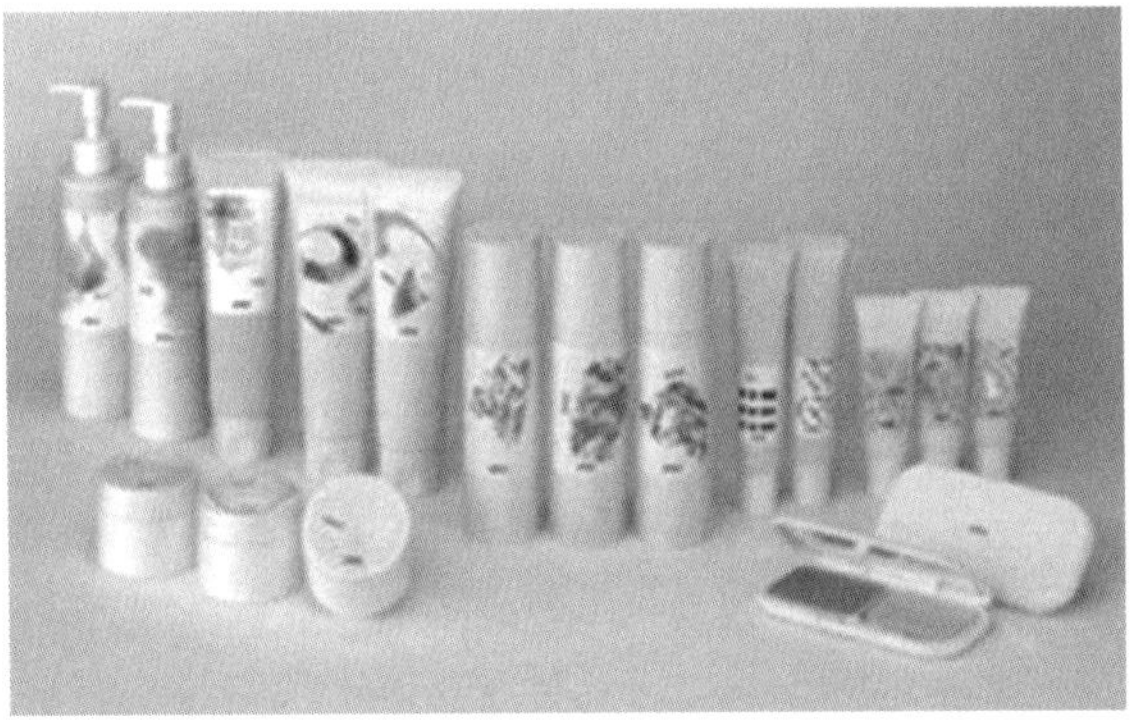

POLA APEXブランド

①肌の潜在能力はタバコ・お酒・紫外線で低下する？

肌は表皮・真皮・皮下組織の3層で構成されていますが、各層が細胞あるいは構造上重要な役割を持っており、その機能を十分に発揮することで5年後、10年後の肌が変わってきます。

たとえば、表皮は「うるおいを保ち、透明感ある角層を生み出す」、真皮は「ハリや弾力のある真皮を生み出す」、皮下組織は「クッション性のある構造を維持する」可能性を秘めています。それらの可能性を発揮できない人たちの共通の特徴が、「タバコを吸う習慣がある」「お酒をよく飲む」「紫外線によく当たる」でした。これらの習慣は糖化を加速する習慣でもあります。

②運動と肌は本当に関係がある?

「運動をして筋肉に刺激を与えることで、シミ・シワ・ストレスを軽減させる」というポーラ化成工業研究所の実証結果があります。

ライフスタイルと肌のポテンシャルとの関係

ライフスタイル		3層別のポテンシャルが高い人の割合		
		表皮	真皮	皮下組織
タバコ	吸わない	59.9%	–	47.3%
	吸う	57%	–	40.4%
紫外線	あまり当たらない	–	41.4%	47.6%
	よく当たる	–	38.2%	44.7%
飲酒	あまり飲まない	–	–	47.1%
	よく飲む	–	–	44.8%

出典:株式会社ポーラ

ＡＰＥＸの肌データでも、運動習慣のある人は、運動不足気味の人と比べて、肌のバリア機能や化学刺激への抵抗力が高い傾向があることがわかりました。

メカニズムは明らかではありませんが、運動により全身的な細胞代謝によい影響があり、その恩恵を肌表面も得ていると考えられます。また、運動習慣がある人ほど自身のメンテナンスをしっかりされている人が多いので、肌ケアもその習慣のひとつになっているとも推察されます。

このほかにも、「運動する人ほど毛穴が目立ちにくい」「ニキビと便秘には相関がある」こともわかっています。そして何よりも興味深いのが、いずれも主観的に見た肌状態ではなく、客観的に分析された肌データであることです。これらの関係の裏に、どういうメカニズムが隠されているのか、探求心を刺激されるばかりです。

ここで挙げたのは、私たちが30年余りにわたり蓄積してきた約２０２０万件（２０２２年12月末時点）の肌データをさまざまな角度から切り取り、明らかにできたことのほんの一部です。**紫外線などの環境要因や使用する化粧品の影響はもちろん、生活習慣が長期的にも短期的にも肌に影響を及ぼす**ことは明白です。

肌の最外層にある表皮は、その代謝サイクルが１カ月前後と短く、化粧品によるケアの影響がダイレクトに伝わりやすい一方で、真皮や皮下組織の代謝サイクルは数年ともいわれており、体の内側からの影響も長い時間の末、表面化してきます。それゆえ、適切な生活習慣を保ちながら、じっくり長く、よい状態を維持していきたいものです。

その際に、**自身の肌を客観的に知っておくことは、よりよい選択をしていく強い味方**になります。APEXでは、肉眼では捉えることのできない、肌表面の微細な形状や色調、動きの変化から、今の肌のコンディションが何に起因するものか、肌が持っている潜在能力が発揮できているかどうかを分析しています。ケアはできる限り、多面的にかつ習慣的に取り組むのがベストです。

最近では、男性の美容意識も高まり、APEXでも男性のお客さまも増えてきました。ぜひ一度、自身の肌を詳細に分析していただき、どんな生活習慣に変えていくと、コンディションよくポテンシャルも発揮しやすくなるのかを知る一助にしてみてください。

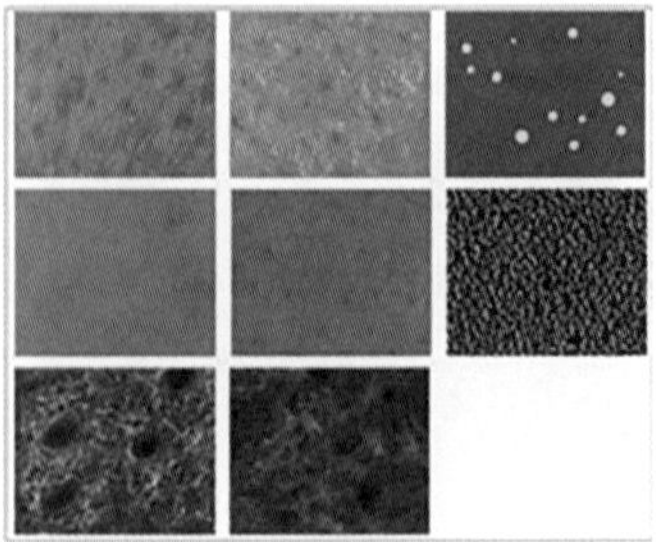

POLA APEX肌分析写真の一例

放っておいて大丈夫?

運動・睡眠のホント・ウソ

Tips 50

長時間座り続けるのは喫煙並みのリスクがあるのはホント？

○ ホント

長く座り続けることは、健康上のリスクがあります

毎日ソファに陣取り、テレビやスマホを何時間も見ていませんか。あるいはデスクワークが中心でどうしても座る時間が長い人も多いでしょう。最近、リモートワークが増えていることも気になります。

実は毎日の生活で座っている時間が長い人ほど、病気や老化、短命を招くことが明らかになっています。しかも、朝や晩にジョギングなどで体を動かしていれば、帳消しになるという単純な話ではありません。

ある調査によると、「定期的に運動しているが、毎日の生活で座っている時間が長い人」と「特別に運動はしていないが、座っている時間が少ない人」を比較すると、

前者のほうが、肥満や糖尿病・心臓病の罹患率が高く、寿命が短いことが報告されています。たとえば、**座って過ごす時間が4時間未満の人と比べると、8〜11時間以上の人は1・15倍、11時間以上の人は1・4倍、死亡率が高く**なります。

ちなみに、タバコを吸う人の死亡率は、吸わない人と比べて男性1・6倍、女性1・9倍です。座って過ごす時間の長い人は、喫煙並みのリスクがあるということです。座りっぱなしでいると、下半身の筋肉が使われず、筋肉の代謝や血流の低下、血圧の上昇を招くことが原因と考えられています。

対策としては、こまめに立ち上がって、軽く体を動かすことしかありません。目安としては、**30分に1回立ち上がって、3分間体を動かしましょう。**それだけでも、血流の低下をかなり緩和できます。

テレビの視聴時間が長い人は、コマーシャルになったら立ち上がり、家事をこなすように習慣づけるとよいでしょう。スマホやインターネットの閲覧時間の長い人は、あらかじめ離れる時間を決めておくと、立ち上がる行動につながります。

デスクワークが中心の人はアプリの通知機能を利用するのもおすすめです。通知を活用して、長時間座り続けていることを自覚すると、立ち上がる動機付けになるでしょう。

また、筋肉量は成長に合わせて20歳ごろまで増加し、維持期を経て加齢とともに徐々に減少していきます。筋肉量が減ってくるとエネルギー消費が落ちるため、脂肪が蓄積されやすくなります。

年を取ると自然に筋肉量が落ちるだけでなく、活動量が少なくなる傾向があり、中年太りの原因となります。さらに筋肉量が減ると、体内の水分量も減るため、肌のうるおいも維持しにくくなります。

筋肉量が著しく減少すると、自分で自分の体を支えることができなくなります。老後の生活に向けて筋肉を育てていかないと、要介護の道をまっしぐらに進むことになってしまいます。こまめに立ち上がって体を動かし、正常な血流と筋肉量の維持に努めましょう。

最高のルーティン

30分座ったら3分のプチ運動を取り入れる。

Tips 51

運動は毎日しても、週1～2回でも、死亡率に差がないのはホント？

○ホント

週1～2回の運動で十分な健康効果を得られます

運動は健康の維持や介護されない体を作るのに不可欠です。よく運動している人は、総じて虚血性心疾患、高血圧、糖尿病、肥満、骨粗しょう症、結腸がんなどの罹患率や死亡率が低く、メンタルヘルスやQOL（生活の質）の改善にも役立つことがわかっています。また、高齢者が日常的に体を動かすことで、寝たきりや死亡のリスクを減少させるという報告もあります。

一方で、忙しい日々の中で運動する時間を確保するのが難しい人も多いことでしょう。健康を維持するためには、どれくらいの運動が必要なのでしょうか。

米国医師会雑誌に発表された調査では、「まったく運動していない人」「週1～2回運動する人」「週3回以上運動する人」のグループごとに死亡率を検証したところ、週1～2回運動する人はまったく運動していない人と比較して、死亡率が30％低下（がんによる死亡率は約30％、心血管疾患での死亡率は約40％低下）することが判明しました。また「週1～2回運動する人」と「週3回以上運動する人」では、死亡率にほとんど差が見られませんでした。つまり、**週1回の運動でも、健康面での効果は十分に得られる**ということです。

運動のもたらす効果は死亡率の低下だけではありません。「汗は最高の美容液」といわれますが、**運動をして筋肉に刺激を与えると、シミ・シワ・ストレスが軽減**します。また運動習慣のある人は、**毛穴が目立ちにくい**、ニキビリスクが少ない、肌のバリア機能が高いという調査結果もあります。また、筋肉で作られるマイオネクチンという物質が**シミのもととなるメラニンの生成を抑える**こともわかっています。

そのほかにもモヤモヤした気分が晴れたり、ぐっすり眠れたり、ご飯が美味しく感じられたりと、運動は生活を楽しくしてくれます。ぜひとも取り入れたいものです。

ただし、運動として筋トレやヨガ、ストレッチを取り入れる人も多いと思いますが、これらを運動と呼ぶのは微妙なところです。かといって、走ったり、激しいスポーツをしたりしなければならないわけではありません。山登りでも、寺巡りでも、ウィンドウショッピングでもOKです。**楽しくやっていて、気がついたら1~2時間経っていた**といった体の動かし方がおすすめです。楽しく全身を動かしたほうが脳も体も喜ぶと思います。

最高のルーティン

運動はがんばりすぎずに週に1回、楽しく体を動かす。

Tips 52

「食前」よりも「食後」の運動がおすすめなのはホント?

ホント

食後に運動すると、血糖値の上昇を抑えられます

みなさんは食前に運動をしていますか? それとも食後に運動をしていますか? 食前の空腹時に運動すると、ブドウ糖が少ないため脂肪の分解が進むという説もありますが、食前の運動にはいくつか問題があります。食前はお腹がすいていて、交感神経が緊張している状態です。その状態で運動をすると、交感神経がさらに活発になり、心臓に負担をかけてしまいます。また、空腹時は脱水傾向にあるため、夏場の暑い時期に食前に激しく体を動かすと、心筋梗塞などのリスクも高まります。毎朝起きてすぐにランニングなどの運動をしている人も多いかもしれませんが、朝食を食べてから運動するほうが安全です。

AGEを増やしたくないなら、食後の運動がおすすめです。

最も血糖値が上がるのは食後1時間前後です。血液中にブドウ糖があふれてたんぱく質と結びつき、AGE化が進む前に、毎食後20〜30分間運動してブドウ糖を減らすのが効果的です。

運動といっても、**軽く体を動かすだけでOK**です。昼食を外で食べるなら、食後の帰り道は少し遠回りをして歩く量を増やしたり、エレベーターを使わずに階段を使って移動したり、すぐに使い終わった皿を洗ったり、といったことでも十分な運動になります。20分の時間を取るのが厳しいなら、スクワット10回こなすだけでも何もしないより確実に効果が見込めます。

また、驚くことに**運動の効果は翌日まで続きます**。体を動かした翌日にデザートを食べても、体を動かさなかった翌日に比べれば、血糖値が上がりにくいことがわかっています。つまり、毎日の習慣として体を動かしている人は血糖値も上がりにくいということです。ぜひ、食後に軽く体を動かすことを習慣にしてください。

話がそれますが、最近の研究では、空腹の状態にも大きなメリットがあることもわかってきました。そのメリットのひとつが「オートファジー」です。オートは〝自分自身〟、ファジーは〝食べる〟を意味します。細胞が自分自身を食べて新しく生まれ

運動に取り組む際のポイント

Point 1 座りっぱなしは避けこまめに動く

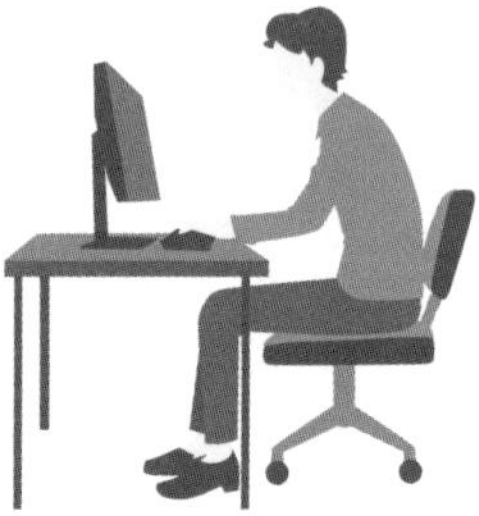

Point 2 食後に運動する

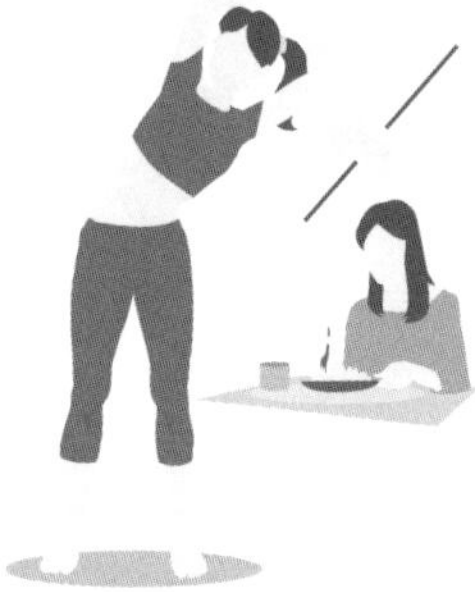

Point 3 大きな筋肉から鍛える

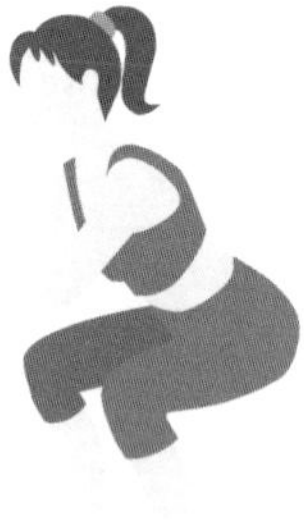

Point 4 週に1、2回でOK

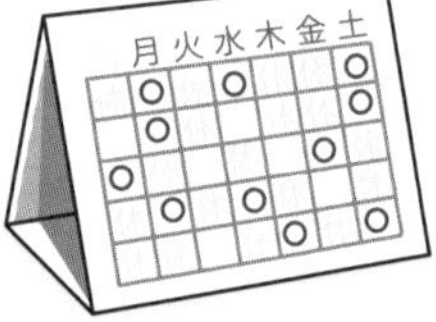

変わる仕組みです。糖と結びついて変形したたんぱく質（ＡＧＥ）や活性酸素で劣化したたんぱく質を分解し、再利用する仕組みもオートファジーです。

朝起きたら適度に空腹な状態で、朝食をしっかり食べ、血糖値が上がらないうちに体を動かすことで血液中に糖が増えるのを抑えることができます。さらに体を動かすことで空腹の状態になり、劣化したたんぱく質がよみがえるという嬉しい循環が生まれます。毎食後に軽く体を動かすことをぜひ習慣にしてみてください。

最高のルーティン

血糖スパイク対策に毎食後すぐに20分程度体を動かす。

Tips 53

運動には、脳トレよりも認知症予防効果があるのはホント？

○ ホント

運動すると、認知機能を高めるホルモンが分泌されます

誰もが「あれ、あの人の名前は何だっけ？」「2階に何をしに上がったんだろう……」というような経験があると思います。ある程度の年齢になると、認知症ではないかと不安に感じる人もいるでしょう。

脳の働きで最も老化しやすいのがワーキングメモリです。必要な情報を一時的に記憶して処理する領域のことです。ワーキングメモリの働きは18〜25歳でピークを迎え、40〜50歳代で衰え始めるとされています。

いわゆる脳トレの多くは、このワーキングメモリを鍛えるものですが、**脳トレをしのぐ認知症予防効果があるのが運動**です。岡山大学の研究では、**運動によって骨に圧**

力がかかると、「オステオカルシン」というホルモンの分泌が活発になり、脳の神経細胞を活性化させて認知機能を高め、記憶力を向上させたという報告があります。

148ページで骨は常に生まれ変わっていることをお話ししましたが、オステオカルシンは、骨の形成を担う骨芽細胞から生み出されるホルモンです。運動によって骨の形勢が促進され、オステオカルシンが分泌されるのです。

オステオカルシンは認知機能を改善する以外にも、すい臓の働きを高めてインスリンの合成・分泌を増やして、血糖値の上昇を抑えます。また、インスリンの働きを高める長寿ホルモン「アディポネクチン」の分泌の促進が、骨格筋を増やして筋肉内のエネルギー効率を高め、筋力の減少を予防する効果も期待されています。

近年、多くの国の研究で、子どもについても、運動能力が高いほど学力が高いという結果が報告されています。運動は脳を鍛えるのに欠かせないのです。

最高のルーティン

適度な運動で骨に刺激を与え、若々しい頭脳と体を保つ。

Tips
54

運動して消費カロリーを増やせば、やせるのはホント？

×
ウソ

運動だけでやせるには限界があります

理論上は摂取カロリーより、活動に使う消費カロリーを増やせばやせるはずですが、話はそう単純ではありません。

体の大きさや男女差などはありますが、平均的な人で1日に2000キロカロリーを食事から取って、同程度を消費しています。2000キロカロリーのうちの約6割が基礎代謝（生命維持のために最低限必要なエネルギー）に使われ、約1割が食事をしたときに食べ物の消化・分解・吸収に使われ（食事誘発性熱産生）、残りの約3割が身体活動に使われます。身体活動のほとんどはニート（非運動性熱産生）と呼ばれる生活動作に消費され、運動による消費カロリーはそれほど多くはありません。

体脂肪を1キログラム消費するのに必要なカロリーは、約7000キロカロリーといわれています。消費カロリーは「体格（体重）×活動強度（メッツ）×活動時間×1・05倍」で算出されます。体重50キログラムの人がジョギング（運動強度：7メッツ）を1時間行ったときの消費カロリーは367・5キロカロリーとなります。

つまり、ジョギングで体脂肪1キログラムを減らすには約20時間、週1回1時間のペースであれば、5カ月かかる計算です。これだけ見ても、**運動だけで体脂肪を落とすのは大変**ということがわかります。しかも、計算上はジョギングに200時間費やせば体脂肪が10キログラム減ることになりますが、実際はそうはなりません。

1990年代にアメリカで行われた「ミッドウエスト・エクササイズ・トライアル1」という研究では、体重過多の若い成人を対象として、週に2000キロカロリーの消費をするために、32キロメートルのランニングに相当する運動を16カ月続けました。理論的には体重が約20キログラム減る計算になりますが、実際に減ったのは男性が約5キログラム。しかも、体重の減少が見られたのは、ほとんどが最初の9カ月で、それ以降は運動を続けても体重は減りませんでした。さらに女性は激しい運動を16カ月続けたにもかかわらず、なんと体重に変化はほとんどありませんでした。

この要因は、基礎代謝にあります。消費カロリーが増えると、基礎代謝として消費するエネルギー量を減らして、摂取カロリーに見合うように調整してしまうのです。

たとえれば、**出費（消費カロリー）が増えると、電気代などの固定費（基礎代謝）を抑えて、収入（摂取カロリー）が赤字にならないようにバランスを取って**しまうようなものです。さらに、運動することで食べる量が増えたり、運動後に体を休めることで、身体活動で消費されるエネルギー量の低下を招いたりもします。

では、食事を制限して摂取カロリーを減らせばやせられるのかというと、こちらも限度があります。同じように基礎代謝が減って、バランスを取ってしまうのです。

こうしてみると、何をやっても体重を減らせないように思えてきますが、そうではありません。**運動と食事の一方に偏らず、摂取カロリーを減らすこと以上に、食べるものの質を上げること**に取り組みましょう。高ＧＩ食品やＡＧＥ量の多い食事を控えることで、脂肪が作られにくくなります。脂肪が減れば、その分、体重は減ります。

最高の
ルーティン

過酷な運動やカロリー計算よりも脂肪が作られにくい食事を心がける。

Tips 55

筋トレは回数よりフォームが大切なのはホント？

○ホント

筋トレで効果を上げるには、質が重要です

筋トレは静止した状態で行うため、運動といえるのかは微妙ですが、「貯筋」といわれるように、筋肉を鍛えるのは、年を取っても自立した生活を送るために重要なことです。筋肉には、速筋と遅筋があります。速筋は瞬発力、遅筋は持久力の役目を担います。世の中の利便性が高まるにつれ、日常生活で重いものを持ったり、運んだりすることが少なくなっています。そのため、ただ毎日暮らしていくだけでは、筋肉がやせていきがちです。

特に50歳以降は、1年間に1％ずつ筋肉が委縮していくとされています。**筋肉が萎縮しているかは、ふくらはぎの筋肉でわかります。**両手の親指と人差し指で作ったわ

っかで、利き足でないほうの一番太い部分を囲んでみてください。すんなりつかめた場合、栄養不足か運動不足のどちらかです。今は何の不便も感じていなくても、老後に向けて筋肉を増やすように心がけましょう。

なかでも重要なのが「脚筋力」です。脚筋力が低下すると、立ち上がる、歩く、階段を上るといった日常動作がスムーズに行えなくなります。また、足が上がりにくくなるため、歩くときにつまずきやすくなります。さらに、バランスを崩したときに体を支える筋肉も低下していくために、転倒が増えます。2日寝たきりの生活になっただけで、太ももの前側の筋肉は1％減少します。これは通常の加齢変化の1年分に相当します。**たった2日、寝たきりになっただけで、1年分の筋肉が減って**しまうのです。

脚筋力を鍛えるのにおすすめなのは**スクワット**です。キング・オブ・エクササイズの呼び名にふさわしく、太ももやお尻など大きな筋肉が鍛えられるため、姿勢が安定するとともに、下半身の血流も改善します。ただし、スクワットは正しいフォームで行わないと、腰痛や膝の痛みの原因になるほか、意図した部位と違った筋肉に負荷がかかってしまい、思うような効果が上がらなくなります。

一般的に筋トレのフォームは、日常生活の動きとは異なります。トレーニング中に疲れてくると、無意識に楽な動きをしようとしてフォームが乱れてしまいます。スクワットにもさまざまな種類があるので一概にはいえませんが、背筋を伸ばし、胴体を真っすぐにして、ベンチに座るようなイメージでお尻を膝の高さより少し下がった位置まで下ろしていきます。

このベンチに座るイメージがポイントで、背中が前に倒れたり、膝を前に突き出したりしてしまうと、違った筋肉を鍛えることになります。慣れるまでは**フォームを鏡に映したり、動画を撮ったりするなどして、正しい形になっているかチェックしながら行う**ことをおすすめします。正しいフォームで行えば、1日10回でも体型が変わってくるはずです。

また、バーベルを使ってトレーニングする場合は、上げるよりも、ゆっくりと下げることを意識したほうが、筋トレの効果が大きいことがわかっています。こうしたコツを専門書や専門家から学びながら、効率よく、安全に鍛えていきましょう。

最高のルーティン

筋トレは正しいフォームかどうかをチェックしながら行う。

「快適に動くため」の基礎づくり

寄稿　株式会社ケアウイング 代表
門田正久

健康アプリSOULApieの運動プログラムを監修している門田氏は、理学療養士、日本スポーツ協会公認アスレティックトレーナーの有資格者であり、これまでJリーガーからパラリンピックアスリートに至るまで、多くの競技者のパーソナル指導をしてきました。トレーニングにおけるリスク管理、アプローチ法の第一人者のひとりです。

運動を行ううえでスクリーニングは不可欠

そもそも、人はなぜ運動をするのでしょうか？　健康になる、健康でいる、筋肉をつける、ストレス解消など、目的や目標のレベルはさまざまです。しかし、レベル差こそあれ、ケガなく運動のパフォーマンスを上げ、スポーツや日常生活で効果を発揮するには、以下の「快適に動くための3つの基礎づくり」が最も大切です。

【快適に動くための3つの基礎づくり】

①脊椎の可動性をチェックする

②筋の発揮力をチェックする

③前記「①」「②」の結果に基づく、運動プログラムを行う

まず「①脊椎の可動性のチェック」についてです。

脊椎とは背骨を構成するひとつひとつの骨のことで、姿勢の効率性や活動するときの力の伝わり方に関わります。若くて筋肉がたくさんついていても、本来のパフォーマンスを引き出せていない人が少なくありません。

逆に筋肉量が十分でないにもかかわらず、緊張状態に陥りやすく、筋肉が過剰に活動している人もいます。ストレス過多の人はこうした傾向が強く、身体を傷める要因のひとつとなっています。

そこで、準備運動などを行わない状態で、**「脊柱の上部と下部」がそれぞれきちん**

快適に動くための3つの基礎づくり

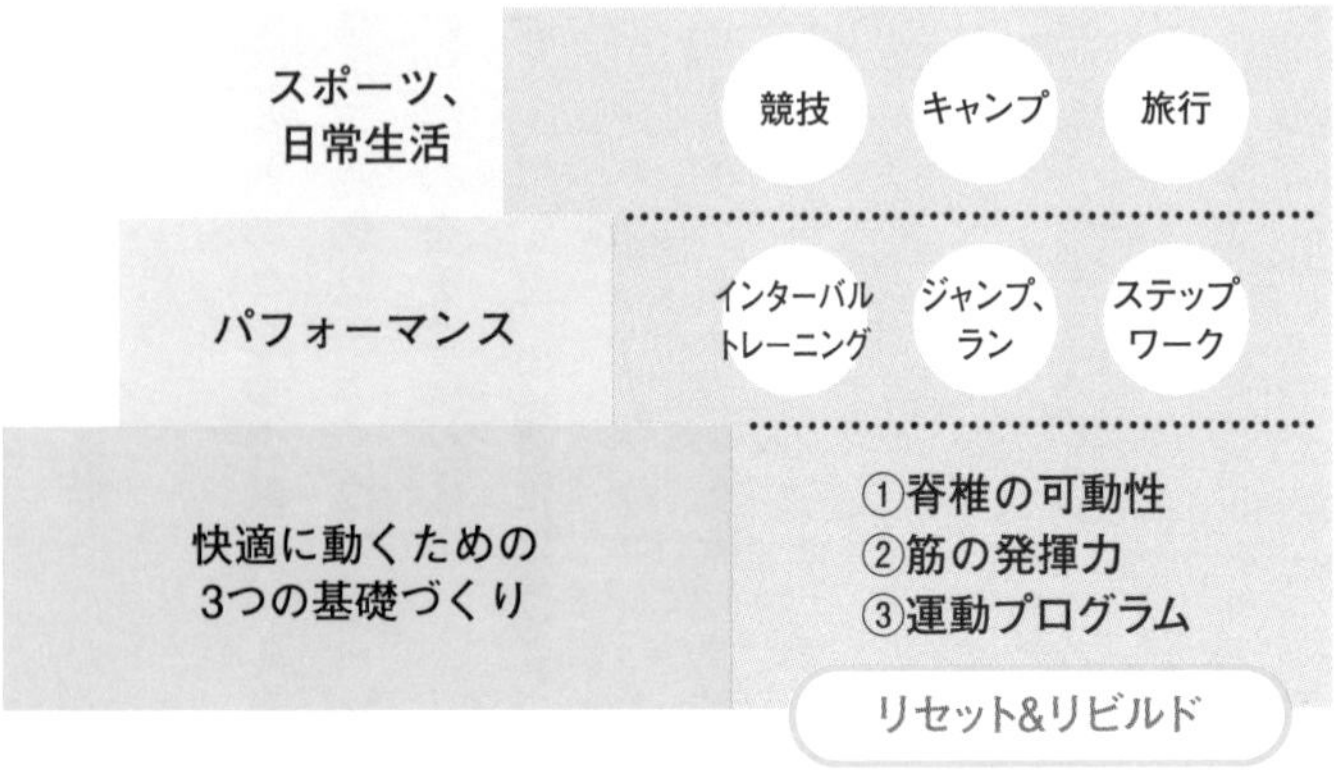

と動くかどうかをチェックし、続いて**「骨盤と股関節」の可動性**も同じように確認します。

次に「②筋の発揮力のチェック」についてです。

これは、実際に活動するうえでの力を測るものです。自分の体重に起因する不具合や筋肉量の不足、一定の姿勢を保つ機能が低下していないかなどをチェックします。いわば、地球の重力下で活動するための最低条件の確認です。

具体的には、体組成計で筋肉量を計測し、続いて立ち上がりテストを行い、筋の力が十分に出せているか、同じように脊柱の可動性についてもチェックします。

①と②のチェック結果に基づいて、自身

の状態を「4パターン」に分類します。このスクリーニングが最も重要なポイントになります。4パターンは以下のとおりです。

【自身の状態、4パターン】

A．運動機能が良好である
B．筋肉・筋量が不足している
C．自律神経のバランスが崩れている
D．柔軟性がなく筋発揮力が低下

リハビリを行っている人、歳を重ねて筋肉量が落ちている人、運動不足で久しぶりに運動を始める人、普通に球技をしているがさらに上達したい人など、その人の環境や状態はさまざまでも、この4パターンの分類に例外はありません。初めに自分の状態を知ることがスタートラインです。

なぜ自身の状態を知ることが必要かといえば、ケガの防止です。つまずいて転んで骨折したり、体が思うように動かずにケガをしたりといった人たちを指導・育成する中で数多く見てきました。そうした経験から、自分の状態を正しく認識したうえでト

ケガの予防のためのスクリーニング

自身の状態をチェックして、
4パターンに分類（3カ月ごと）

①脊椎の可動性（3～7つのチェック）	②筋の発揮力（＋体組成計）

1
運動機能が良好である

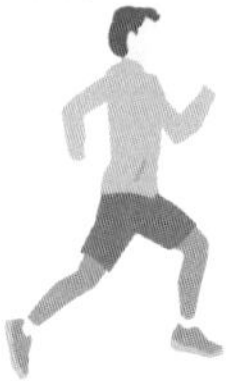

2
筋肉・筋量が不足している

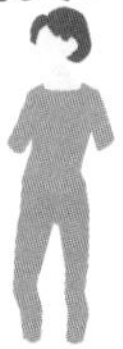

3
自律神経のバランスが崩れている

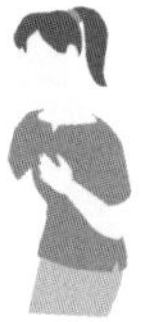

4
柔軟性がなく筋発揮力が低下

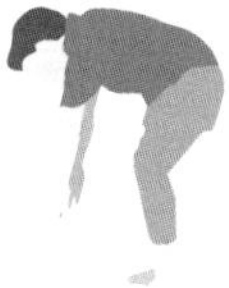

適した運動プログラムの実施（1～3カ月）

1
さらなる動作の向上を目指す
（筋力・動作・心肺機能＋α）

2
動き筋量を改善する
（背筋・筋力・動作＋α）

3
柔軟性や筋出力を改善する
（背筋・筋力＋α）

4
柔軟性を改善する
（背筋・筋力＋α）

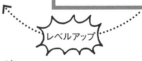

レベルアップ

自身の状態を知ることから始める！

レーニングすることを強くおすすめします。

こうした一連のチェックを、3カ月おきくらいで行い、4パターンのどの状態にいるかによって適切な運動プログラムを組み、次の上位パターンにレベルアップすることを目指します。

これまでサポートしてきたプロアスリートたちも、同じコンセプトでトレーニングしてきましたし、大手のフィットネスジムや地方自治体でも、こうした考え方やプログラムを採用する動きが始まっています。もちろん、本書の内容も、健康アプリ「SOULA pie」も、同じ考えて基づいて、運動プログラムを提案しています。ぜひ無理なく、楽しんで取り組んでください。

Tips 56

睡眠時間が短いと、発症しやすくなるのはアルツハイマー病をホント？

〇 ホント

睡眠はアルツハイマー病の原因物質の排出を促進します

睡眠不足が慢性化し、無理な生活が続くことで、健康リスクが負債のように溜まっていくことを「睡眠負債」といいます。「朝の目覚めが悪い」「寝ても疲れが取れていない気がする」「昼間や夕方に眠くなる」という人は睡眠の質が低い可能性があります。

睡眠負債は週末等の寝だめでは解消できないことがわかっています。質のよい睡眠をコンスタントに取る以外に、解決手段はありません。睡眠時間は7時間前後の人が一番長生きをするとされています。交感神経と副交感神経のバランスが取れるのが、7時間前後の睡眠だからとする説もあります。

よく知られるように、睡眠にはレム睡眠とノンレム睡眠があります。レム睡眠は閉じたまぶたの下で眼球が活発に動いているときの睡眠です。体は眠っていて、脳は起きている状態にあります。レム睡眠時に起こされると、夢を見ていることが少なくありません。反対にノンレム睡眠は、体は起きて（筋肉は働いて）いますが、脳は休息しています。

ノンレム睡眠とレム睡眠は、約90〜120分の周期で繰り返し出現します。ノンレム睡眠はなかでも入眠直後に現れやすく、周期を繰り返すにつれ、ノンレム睡眠の持続時間が短くなっていきます。

ノンレム睡眠の間に、記憶の整理・定着、ホルモンバランスの調整、免疫力アップ、脳の老廃物を取り除くといった重要な生理現象が行われていると推測されています。なかでも認知症の予防にとって非常に大切です。**ノンレム睡眠の間に脳の脊髄液が勢いを増し、アルツハイマー病の原因となるアミロイドβを脳から排出**することがわかっています。睡眠不足が続いたり、眠りが浅かったりすると、ノンレム睡眠の時間が短くなり、脊髄液の流れが停滞します。アルツハイマー病は、発症の20年以上前からアミロイドβの蓄積が始まるといわれていますから、まだ若いからと思って睡眠をおろそかにしていると、日に日にリスクを高めることになります。

特に重要なのは、寝始めてから初めの数回のノンレム睡眠です。前述のとおりノンレム睡眠は朝方に近づくほど、持続時間が短くなり、眠りの深さも浅くなっていきます。睡眠時間が4、5時間の人でも、2回はノンレム睡眠の時間帯が訪れます。上手に入眠して、睡眠の質を高めることが大切です。

質を高めるポイントのひとつが深部体温を下げることです。深部体温とは体の内部の温度のことで、朝から夕方にかけて高くなっていき、夜から朝にかけて下がっていきます。下降しているときには眠りやすく、上昇しているときは眠りにくいとされています。深部体温を下げるには、**寝る90分前に入浴**し、ぬるま湯に15分ほどゆっくりとつかって手足の血行をよくし、熱を放出しやすくします。**夕食は3時間前までに済ませて**体温を落ち着かせます。寝る少し前にはスマホやテレビを消し、刺激を受けないようにします。そして、寝るときにはうとうとすることのないように、照明を潔く消しましょう。

ところで、**朝、起きるのが苦手な人におすすめなのが、意識的な「二度寝」**です。規則的な生活をしている人は、目覚めの1~2時間前からコルチゾールという抗ストレスホルモンの分泌が盛んになります。コルチゾールは血糖値と血圧を上げて、起床の準備をする働きがあります。ところが、不規則な生活をしている人は、コルチゾールが行きわたる前に起きることになるため、目覚めが悪くなってしまうのです。

二度寝をするとコルチゾールの分泌が促され、二度目に覚醒したときはすっきりと目覚めやすくなります。また二度寝ではアルファ波の影響が強くなり、脳内麻薬の一種である「エンドルフィン」も分泌されます。まさに一石二鳥の効果を得られます。

とはいえ、二度寝の時間が長いと効果がありません。**アラームを2回、5分空けてセット**して眠るのもよいでしょう。

起床後は深部体温を上げるために水で手や顔を洗い、日光を浴びて体内時計を司る脳の中枢を刺激しましょう。もし徹夜や夜勤で生活が不規則になる場合は、昼間に90〜120分の仮眠をとって、ノンレム睡眠を確保するのも効果があります。

健康や美肌は「食事」「睡眠」「運動」「肌ケア」の総合力で決まります。睡眠の乱れもAGEの産生を促す遠因となるため、決して軽視してはいけません。

最高のルーティン

食事は寝る3時間前、入浴は90分前までに済ませる。

Tips
57

「熟睡できない」「すぐ目が覚める」人はAGEが溜まっているのはホント?

ホント

活性酸素を過剰に生み出し、AGEを溜めやすくなる

「なかなか寝つけない」「もっと寝ていたいのに、明け方に目が覚めてしまう」といった悩みを持つ人も多いのではないでしょうか。これはいわば**体のアクセルの役目を担う交感神経が活発になっていることが原因**です。内臓の働きなどを調整している自律神経には、日中に活動を促す交感神経と、夜になると活動にブレーキをかける副交感神経があります。

しかし、仕事や人間関係の悩みなどのストレスやカフェインなどの刺激を受けると、このバランスが崩れ、交感神経の働きが活発化します。眠ろうとしても眠れない状況を自ら作り出してしまっているのです。

交感神経が活発化すると、酸素が多く消費されるとともに、活性酸素が大量に発生します。その結果、**ＡＧＥが作られやすくなり、ＲＡＧＥ（82ページ）の数も増える**ことがマウスの実験で明らかになっています。一方で交感神経の緊張や活性を緩めると、ＡＧＥができにくくなることも報告されています。

活性酸素が過剰に発生すると、細胞にダメージを与えて炎症を引き起こします。また、活性酸素を除去する酵素はたんぱく質のため、ＡＧＥ化して抗酸化機能が低下し、活性酸素が増えていきます。ＡＧＥはＲＡＧＥと結びついて炎症を引き起こし、その炎症がさらにＡＧＥを生み出すという悪循環に陥ります。

睡眠不足が続くと、炎症が体や脳に広がります。ＡＧＥが蓄積され、脳の炎症が広がると、うつ病を発症・悪化させ、ますます眠れなくなる事態を引き起こします。

日本の12〜18歳の学生を対象にした、睡眠時間とうつ・不安の関係を調べた研究によると、睡眠時間が7時間30分から8時間30分の学生に比べ、睡眠時間が5時間程度の学生は、その後のうつ発症リスクが3倍以上にもなっていました。

寝不足は慣れてくると、その状態が正常だと誤認識して、眠気を意識しにくくなります。自分では問題のないつもりでも、実際には勉強や仕事のパフォーマンスを著しく損ねていることになりがちです。実際、ペンシルベニア大学などが行った実験によれば、**6時間睡眠を2週間続けた後の集中力や注意力は、2日間徹夜した状態にまで低下**することがわかっています。

また、一見、**寝床に入っている時間の長い高齢者も、睡眠不足に注意**が必要です。加齢により日中の活動量が落ちるため、不眠傾向に拍車がかかりやすくなります。よく眠れずに、うとうとしている時間が長くなり、深い睡眠が取れなくなりがちです。実際、認知症の人は同年代の人に比べて睡眠が浅く、重度になると、連続して1時間眠ることも難しくなるといわれています。

睡眠の質は脳の働きと深く結びついているのです。

最高のルーティン

6時間睡眠で安心せず、7時間以上の睡眠時間を確保する。

Tips
58

寝る直前までテレビやスマホを見ていると老けやすいはホント？

○ホント

メラトニンの分泌が抑制され、ＡＧＥが溜まります

寝る3時間前に食事を済ませ、90分前までに入浴を済ませ、部屋の明かりを暗くして静かな環境を整え、**少しずつ副交感神経を優位にさせていくことが、質のよい睡眠の鉄則**です。

ところが、眠る直前までスマホを離さない人やテレビにかじりついている人は少なくありません。就寝前は内臓などの活動にブレーキをかける副交感神経を、時間をかけて少しずつ優位にしていかないと、質の高い睡眠を得られません。スマホやテレビを寝る直前まで見ることは、交感神経を刺激し続けることになります。その結果、深いノンレム睡眠が損なわれてＡＧＥが蓄積され、２４４ページでお話ししたとおり、

認知機能の低下にまで影響が及ぶことになるのです。

また、テレビやスマホから発生する**ブルーライトも交感神経を刺激**します。ブルーライトは、波長が360〜500ミリの青色光のことです。太陽光にも含まれますが、LEDをバックライトにしたテレビやスマホなどのディスプレイからも発生します。紫外線に次いで波長が短く、強いエネルギーを持っているため、角膜や水晶体で吸収されずに網膜まで到達します。そのため紫外線と同様に網膜にダメージを与えるおそれがあります。

夜になると、メラトニンというホルモンが分泌され、体温を下げて眠りを促します。ところが**ブルーライトを夜に浴びると、脳は「朝だ」と判断し、メラトニンの分泌を抑制**してしまいます。夜を朝だと脳が判断してしまうために体内時計が乱れ、眠りが浅くなる原因になります。

人間は太陽の光が目に入ると脳がすべての臓器に指令を出して活動モードに入り、暗くなると体を休ませる動きに変わります。この働きを「概日リズム（サーカディアンリズム）」といい、サーカディアンリズムを24時間刻むための信号を発信する仕組みが体内時計です。

体温やホルモン分泌など体の基本的な機能は、地球の自転により訪れる昼と夜の変

睡眠のポイント

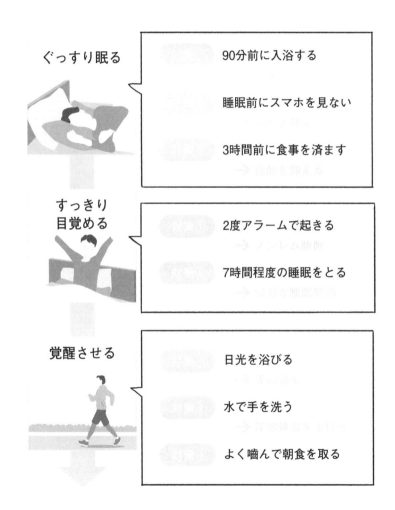

ぐっすり眠る

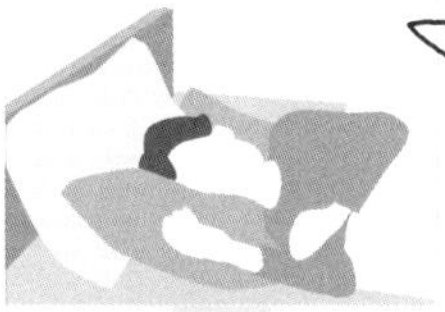

- 90分前に入浴する
- 睡眠前にスマホを見ない
- 3時間前に食事を済ます

すっきり目覚める

- 2度アラームで起きる
- 7時間程度の睡眠をとる

覚醒させる

- 日光を浴びる
- 水で手を洗う
- よく噛んで朝食を取る

化に合わせて活動していることがわかっています。長い人類の歴史の中で、昼間は食事からのエネルギーを活動に使い、夜は細胞の修復や維持、脂肪の蓄えに当てるという生活パターンに適合してきました。

ところが、電気の発明により、夜の活動が急激に増えました。**体の仕組みは電気のない時代と同じなのに、夜に活発に活動することで体内時計に狂いが生じやすく**なっているのです。

電気のない生活には戻れませんが、体内時計の狂いを抑えることは可能です。「寝る前にスマホやテレビを見ない」「寝る90分前ぐらいからは部屋を薄暗くする」「消灯した暗い部屋で休む」などの工夫は、睡眠の持つさまざまな働きを妨げないためにもとても大事なことなのです。

最高のルーティン

電気のない時代に合わせて
寝る前の環境をコントロールする。

Tips
59

寝酒は睡眠の質を下げるのはホント？

ホント

アルコールは眠りを浅くします

「眠れないからお酒でも飲もうか……」お酒が好きな人はこのように思うことも多いのではないでしょうか。健康のために寝る前に薬用酒を飲んでいる人もいるかもしれません。日本の成人において週に1回以上の頻度で眠るためにアルコールを摂取する人の割合は、男性で48・3％、女性で18・3％と報告されており、決して少なくないことがわかります。しかし、寝酒で眠ろうとするのは絶対にダメです。

睡眠のパターンは、眠りの前半で深いノンレム睡眠が何度か訪れて、朝方にかけて浅いレム睡眠が増えていくことはすでにお話ししました。寝る前にお酒を飲んだ場合、睡眠の前半では寝つくまでの時間が短縮され、深いノンレム睡眠が増加し、レム睡眠が減少します。ここだけ切り取ると、寝酒には、睡眠の質を高める効果があるように思えるかもしれません。

ところが、問題はその効果が持続しないことです。睡眠の後半は深いノンレム睡眠が激減し、レム睡眠が増加します。それだけでなく、夜中に目覚めて再び寝るのに時間がかかってしまう中途覚醒を増加させるという特徴が多くの研究で報告されています。ひと言でいえば、**お酒は睡眠パターンを乱し、結果的に質の悪い睡眠**につながってしまうのです。

さらにお酒を連日飲んでいると、当初得られた寝つきのよさや深いノンレム睡眠の増加は消滅してしまうこともわかっています。これは効果に対して耐性ができるためです。そして、当初の効果を求めて、お酒の量が増えるといった悪循環に陥りやすいのです。健康によいとされる薬用酒であっても、寝る前に飲むのは厳禁です。そもそも**お酒自体がAGEを作る**要因ですから当然のことです。

お酒は体内でアルコール脱水素酵素などの働きによりアセトアルデヒドに代謝されます。アセトアルデヒドは悪酔いの原因物質のひとつとして知られていますが、実はAGEも生み出す物質です。「**昨日のお酒がまだ残っている……」と感じたときは、すでにAGEが作られてしまった**と考えてください。

さらにアセトアルデヒドから形成されたＡＧＥが、肝障害やアルコール依存症患者の中枢神経障害に関連があるという報告もあります。飲みすぎてそのまま寝てしまった……というのは最悪のパターンです。

生活習慣を改善しても寝つきが悪い人は**お酒に頼るのではなく、睡眠薬を処方**してもらいましょう。睡眠薬は医師の指示どおりに飲めば安全です。少なくとも、お酒とは比較にならないぐらい脳にも体にも悪い影響を及ぼしません。睡眠薬で自然な睡眠を再現することはできませんが、鎮静作用で体を休めることはできます。お酒のように夜中に目覚めて眠れなくなったり、ＡＧＥを溜め込んだりすることもありません。

眠れないストレスもつらいものです。不眠が気になるなら、無理せずかかりつけ医に相談してみてください。

最高のルーティン

不眠の場合は寝酒ではなく、生活習慣の改善や睡眠薬を服用する。

Tips 60

いびきもAGEの蓄積につながるのはホント?

○ ホント

低酸素状態の影響でAGEが激増します

いびきを軽んじてはいけません。睡眠中にのどが狭くなり、空気が通るときにのどが振動して音になります。のどは周囲の筋肉に支えられていますが、眠っているときは筋肉の働きが弱まり、息を吸ったときに吸い寄せられて空気の通り道が狭くなります。さらに空気の通り道が狭くなると、息を吸うときに通り道が閉じてしまい、息が吸えなくなります。これは「睡眠時無呼吸症候群」というれっきとした病気です。

睡眠時無呼吸症候群は、睡眠中に呼吸が浅くなったり止まったりすることで、体を低酸素状態にします。「周囲からいびきを指摘される」「夜寝ているときに目が覚めることがよくある」「起きたときに頭痛やだるさを感じる」「日中に頻繁に眠気に襲われる」という人は医師に見てもらったほうがよいでしょう。

大きないびきが続いたと思ったら、急に静かになり、また大きないびきが復活する。この〝急に静かになる〟のが無呼吸の状態です。**7時間睡眠のうち、10秒以上の呼吸停止が30回以上確認されたら、睡眠時無呼吸症候群**と診断されます。睡眠時無呼吸症候群は、空気の通り道が細くなるために発生する閉塞型以外にも、呼吸を調整する脳の動きが低下することを原因とする中枢型、両方を原因とする混合型があります。大部分を占めるのは閉塞型です。

閉塞型の原因のひとつが肥満です。睡眠中は誰でも空気の通り道が細くなります。しかし、正常な人であれば、普通、呼吸は止まりません。ところが、肥満の人はのどに脂肪が過剰に付着しているため、より空気の通り道が狭くなっています。以前からいびきをかいていた人が太り出すと、ある時点から無呼吸を伴うことが多くなるようです。

肥満でなくても、アゴの骨格やのどの奥の形によって、空気の通りが悪くなりやすい人がいます。また、飲酒や睡眠薬は、のどの緊張を緩める作用があるため、無呼吸を増加させる可能性があります。

無呼吸になるたびに低酸素状態に陥り、本来、寝るときは穏やかであるべき交感神

経が活性化してしまいます。交感神経が優位になると、強烈な血管収縮作用があるアドレナリンやアンジオテンシンが増えて**血圧が上昇**します。活性酸素が過剰になって酸化ストレスを引き起こし、さらに低酸素状態になるため**AGEが激増**します。

低酸素状態が頻繁に発生して**慢性的な睡眠不足になると、食欲を抑えるレプチンというホルモンの分泌が低下し、食欲を高めるグレリンの分泌が増えます。**その影響でドカ食いが止まらず、肥満や糖尿病を招き、さらにAGEを増やしてしまうのです。

たかがいびきと侮ってはいけません。家族からクレームがあったら聞き流さず、早めに医師に相談しましょう。

最高のルーティン

大きないびきや無呼吸を指摘されたら、早めに医師に相談する。

Column

日々のヘルスケアに健康アプリを活用しよう

「健康アプリ」のすすめ

食生活や生活習慣を毎日記録し、自身の体質や傾向を知ることは、ダイエットや未病対策として有効です。記録を見返すことで、「野菜の摂取量が足りていない」「もう少し運動したほうがよさそうだ」といったことが客観視できて、傾向と対策を立てやすくなります。

そんなときに便利なのが健康アプリです。**ひとくちに健康アプリといってもそれぞれ特徴は異なります**。一般的な機能としては、毎日の食事内容や食事をした時間、運動量、運動時間、体重などを自身で記録できるようになっているほか、スマホの機能と連携して睡眠時間や日々の歩数などを自動で記録します。体重計や血圧計などと連携するものもあります。

そして、記録した食事内容や運動のデータから、摂取した栄養素の種類や量、消費したカロリーなどをアプリが自動で算出します。

記録を取るだけなら、人によっては手書きでも可能かもしれませんが、**こうした計算まで手作業で行うのは至難です。パーソナライズされた健康管理を行うには、アプリは必須**といえるでしょう。

生活を豊かにしてくれるさまざまな機能

健康アプリには、このほかにもさまざまなサポート機能が付いています。そこが各アプリの特徴となります。**具体的にどのような機能があり、どのような点をポイントに選べばいいのか、**私が開発に携わっている「SOULA pie」を例にとって見ていきましょう。

ヘルスケアで大切なのは、何よりも続けることです。SOULA pieでは、目標や取り組むレベルが異なる33以上のプラグラムが用意してあって、まずは自分の目標を明確にすることから始まります。**ストイックに取り組みたい人から、緩く始めたい人向けなど自動でおすすめをしてくれますし、任意にも選べます。**

プログラムを選択すると、**今日のルーティンとして取り組むべきこと、そして日々**

の記録をベースに、目標の達成におすすめのコラムやレシピ、運動動画などが、食事・運動・睡眠・肌ケアの４領域にわたって提示されます（図1）。いわばパーソナ

図1　ホーム画面

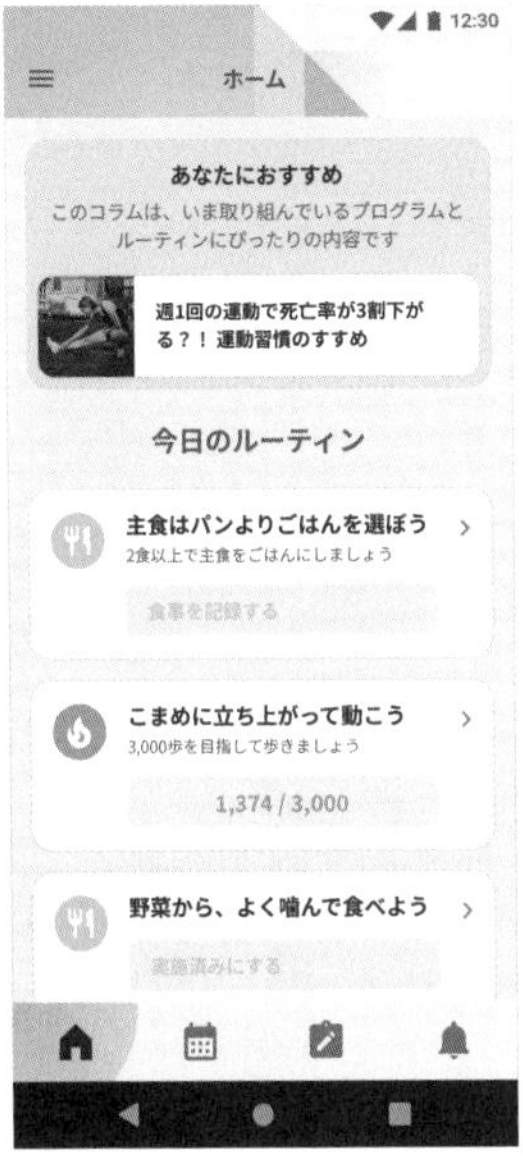
12:30
ホーム
あなたにおすすめ
このコラムは、いま取り組んでいるプログラムとルーティンにぴったりの内容です
週1回の運動で死亡率が3割下がる？！ 運動習慣のすすめ
今日のルーティン
主食はパンよりごはんを選ぼう
2食以上で主食をごはんにしましょう
食事を記録する
こまめに立ち上がって動こう
3,000歩を目指して歩きましょう
1,374 / 3,000
野菜から、よく噛んで食べよう
実施済みにする

選んだプログラムに合わせて、その日に行うルーティンが提案される

図2　食事の入力画面

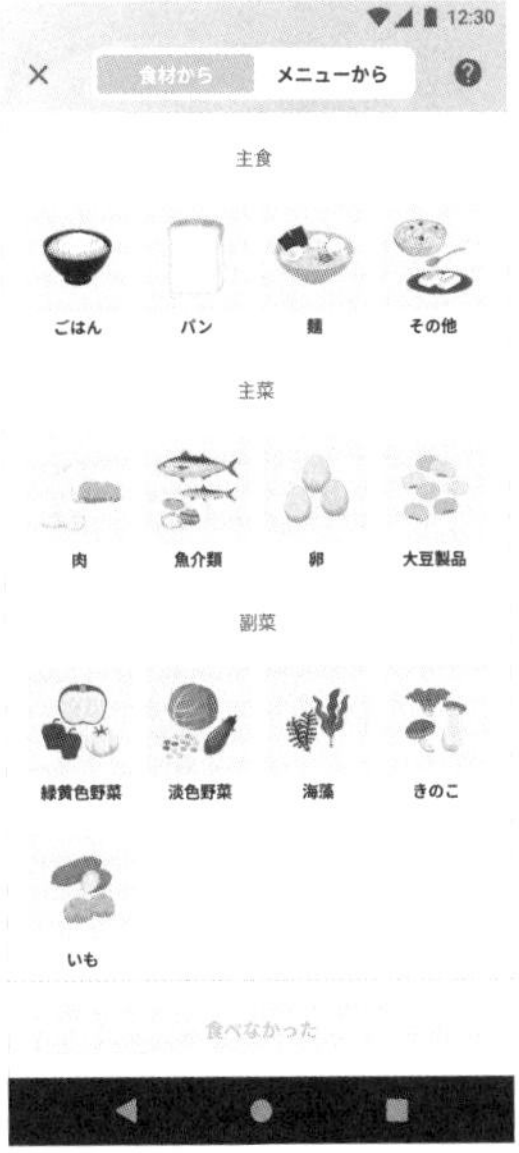

アプリによって記録の方法はさまざま。自分にとって使いやすいアプリを見つけよう

ルトレーナーによるアドバイスといえるでしょう。

そして、実際にその日の食事や運動を記録していくわけですが、食事であれば、①食事内容を撮影すると画像解析が行われ、ある程度自動入力することが可能です。②手動で食材を検索して入力することもできます。③食材を選択することで簡単に入力できる仕組みも取り入れています（図2）。

どんな機能が自分に適しているかは人それぞれですが、記録は継続して取らないと意味がありません。**忙しいときや疲れているときでも、記録し続けられるかどうかは大切なポイント**です。

さらに、**記録を取るだけでなく、そこからどんな解析データが得られるかも重要**です（図3）。月間ベースで摂取した糖質量およびその内訳や推移まで把握できれば、具体的な対策を講じることができますし、目標値付近でとどまっていれば自身が取り組んできた成果を実感することもできるでしょう。

いうまでもなく、解析データは詳細かつ日々の生活にフィードバックしやすいものでなければなりません。たとえば、単に「今月は何グラムたんぱく質を取った」だけでは情報不足です。それが肉からなのか魚からなのか、それとも大豆からなのかがわからなければ、自分の食事の傾向を知って、ＡＧＥ（30ページ）対策に役立てるようなことはできません。

そうした意味で、おもな食事・食材のＡＧＥ値やＧＬ値（１４０ページ）などの参考値が、簡易にでも確認できる機能がアプリにあると、適切なメニューやレシピを決める際などに便利です。

また、**挫折せずに続けるには、最終的な目標を明確にするだけでなく、中間目標として行動の達成度を測定できることが大切**です（図４、５）。

図3　ふり返りレポート(食事データの例)

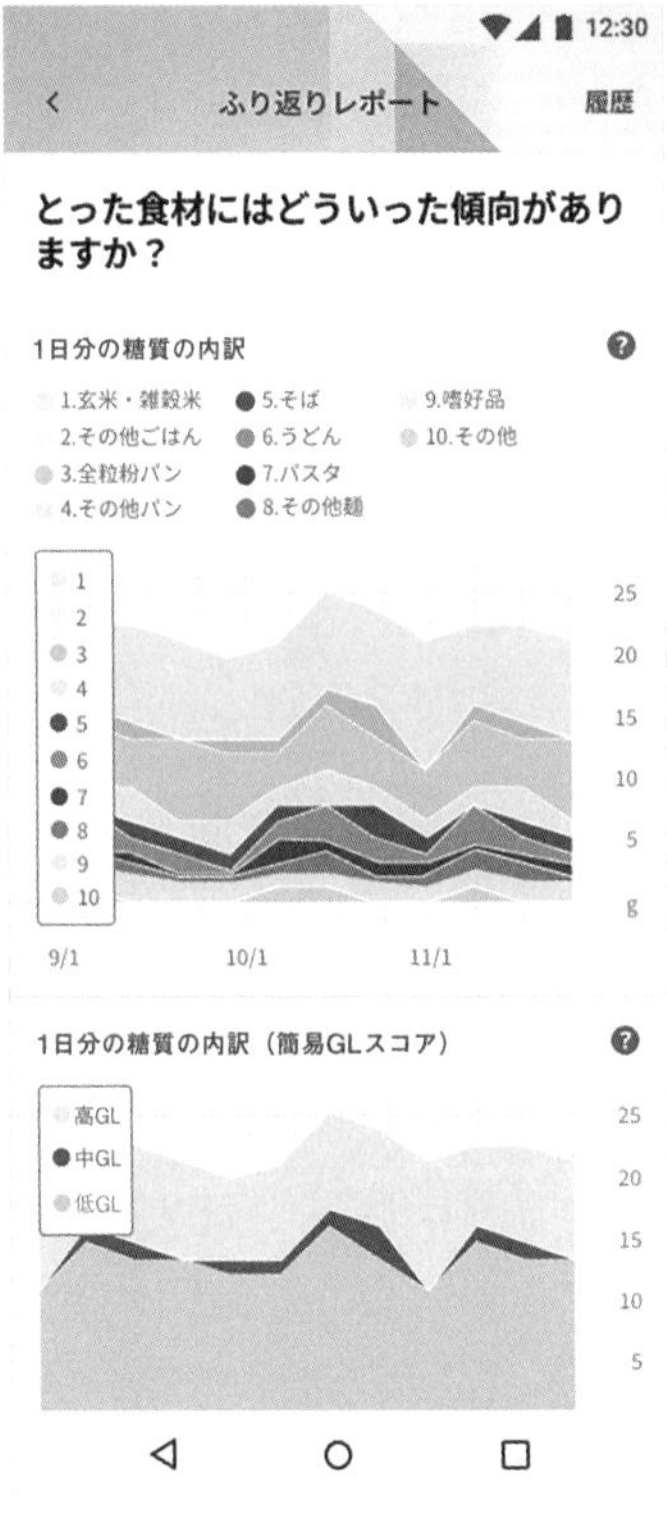

蓄積された日々のデータをグラフ化して可視化。月間ベースで摂取した糖質量や、どんな食材から摂取したのかの内訳などを把握できる

「こまめに立ち上がって動こう」というルーティンが課されたとすれば、1週間を通してどれだけ達成できたのか。前の週よりもがんばれたのか、それともなまけてしまったのか、良くも悪くも自分の行動が評価されることが今後の取り組みへの動機付けとなります。行動を評価し、実際に達成した成果を視覚的に確認できるのも、健康アプリの有用性の高い点です。

このように、健康アプリは単に記録を取るだけのツールにとどまらない機能が備わっています。取り組むプログラムの質も重要です。記録を取るということにおいて大きな壁となるのは、継続することです。健康アプリは、その壁を取り払ってくれる優秀なツールです。いろいろなアプリを試してみて、ぜひ自分に合ったものを見つけ出し、健康な体を手に入れるために有効に活用しましょう。

図4　週ごとの目標の達成

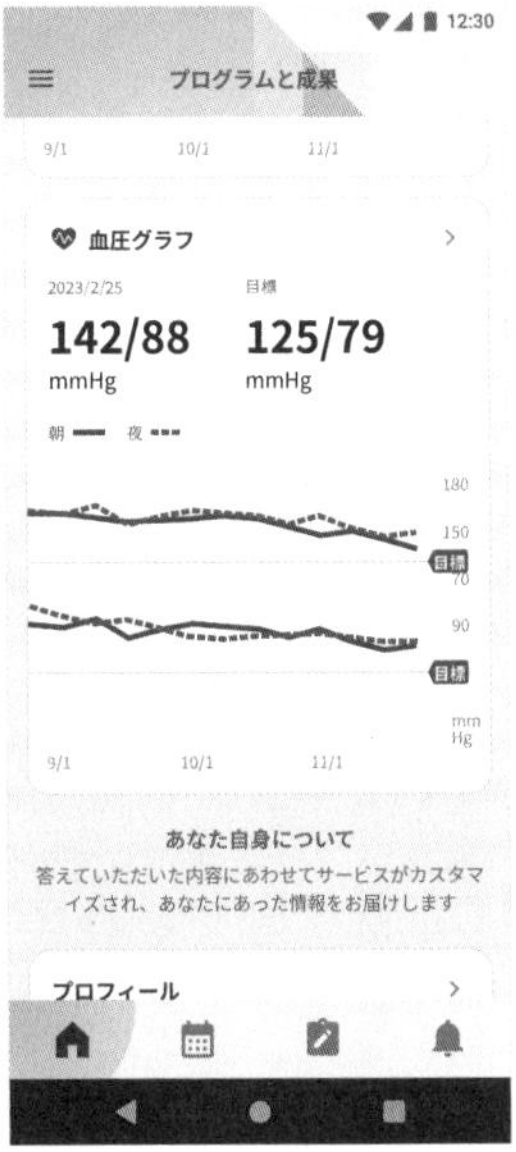

1週間単位で目標に向かってどれだけ近づいているかがわかる

図5　週ごとの行動の達成度

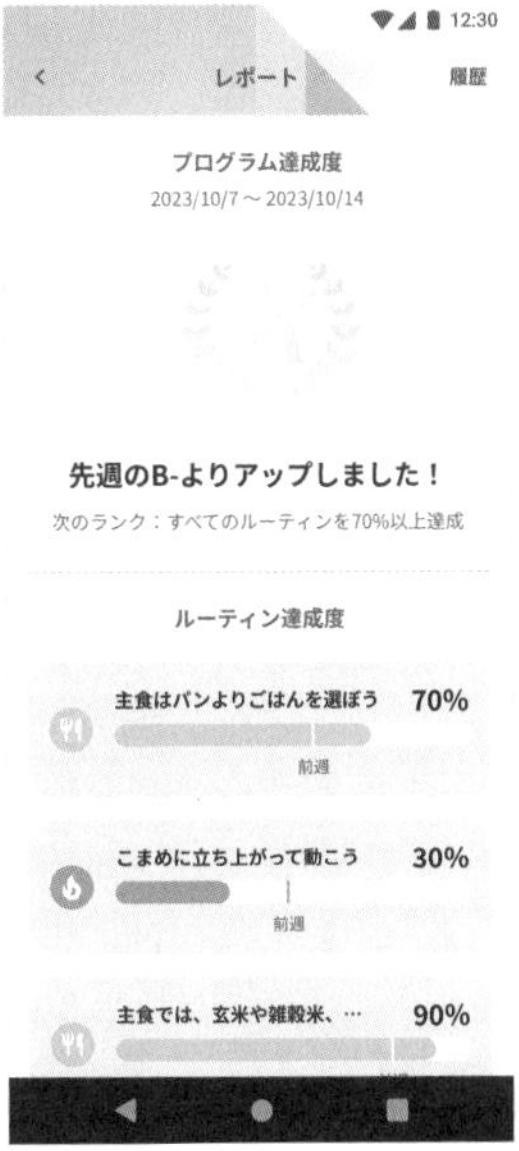

目標を達成するために必要なルーティンへの取り組み具合がわかる

おわりに

「100年時代の人生戦略」や「健康寿命」といったキーワードが世間に浸透し、コロナ禍という特殊な状況を経験したこともあり、世の中の健康志向の高まりを実感しています。がん、心臓病、脳卒中の3大疾病、糖尿病や高血圧を含めた生活習慣病など、誰もがかかりうる病気のリスクを軽減するために何ができるか、多くの人の関心事ではないでしょうか。病気だけでなく、体重の増加や老化、肌荒れといった、日常的に実感しやすい健康トラブルも気になるところでしょう。

こうしたトラブルは、食事・運動・睡眠・肌ケアの4つの領域が影響し合って発生します。これらは日々の生活上にあるものだからです。これまで目をそらしてきたことを日常に取り入れてみたり、意識してこなかったことを意識したりすることで、これらのリスクを軽減できます。

とはいえ、急に「これは食べてはいけない」「運動をしなければならない」と制約が多くなると息苦しくなってしまいます。家族や友人と会話を楽しみながら好きなものを食べたいですし、忙しいときは睡眠時間を削らざるを得ないときもあるでしょう。

しかし、心配はいりません。できることから始めて徐々に増やしていく、たまのご褒美にするなど創意工夫をして取り組めばよいのです。日々の生活で心がけることはそう多くなく、健康管理のために、ストイックに暮らさなければいけないわけではありません。読者のみなさんならもうおわかりだと思いますが、エビデンスを重視した確かな取り組みだからこそ、効率よく成果が出ますし、一度やめても気軽にリスタートできます。

まずひとつ〝最高のルーティン〟を実践してみてください。これであなたは一歩、健康な体に近づきます。そして、またひとつ取り組んでみましょう。これでまた一歩、健康な体に近づきます。本書が、みなさんが健康を意識して行動を起こすきっかけとなり、生活の一部に定着する一助になれば幸いです。

私が志向するヘルスケアの世界は、社会的な意義や使命を伴います。そのため、エビデンスを重視することで、より多くの人に健康についての正しい知識・情報を、構造化してわかりやすく伝えることに取り組んできました。その強固な土台をベースに、個人の属性や生活環境、嗜好性、健康への関心度や取り組み方の違いなどを理解し、人間の行動変容に応えるきめ細やかなプログラムやサービス設計を心がけてきました。

ヘルスケアは自身だけの問題ではありません。特に「食」の領域については、家族やその周辺の人々にも影響をもたらします。その影響は子から孫へ引き継がれるなど、世代を超えた責任も伴うものです。だからこそ、セグメンテーション化ではなく、より多くの人を助ける「パーソナライズ化」の発想が重要だと考えています。

ヘルスケアを起点にもっともっと日本を元気にし、心が満たされて楽しく暮らせる明るい世の中が実現することを願ってやみません。

この出版まで導いてくださった株式会社ダイヤモンド社局長の今給黎氏、編集長の花岡氏、株式会社ノート社長の飯野氏、そしてこれまで1年超にわたって、どれほど忙しいときでも、私の些細な疑問やお願いごとに嫌な顔ひとつせず、快く応えてくださったAGE研究の世界的権威である山岸先生に改めて御礼を申し上げます。

最後に渡辺潤さん（ソニーネットワークコミュニケーションズ株式会社 代表取締役執行役員社長）に、心より感謝の意をお伝えして筆を置きたいと思います。次のフェーズに進む決意とともに。

2023年6月

木下 直人

参考資料

山岸昌一『「一生介護されない体」になる医者の習慣57』（双葉社）

山岸昌一『老けない人は何が違うのか』（合同フォレスト）

山岸昌一・寺山イク子『「老けないカラダ」になる50の知恵』（メディアソフト）

山岸昌一『老けないのはどっち?』（KAWADE夢文庫）

山岸昌一監修『数字でわかる老けない食事 AGEデータブック』（万来舎）

山岸昌一監修『パッと探せる! 糖質量ハンドブック』（西東社）

KRD Nihombashi Medical Team編、山岸昌一・高橋政代・和泉雄一監修
『体は顔から朽ちていく』（ダイヤモンド社）

山岸昌一『「糖」から学ぶ老いを撃退する生活術 第三部』（Kindle版）

●一般社団法人日本肥満学会「肥満症診療ガイドライン2022」
http://www.jasso.or.jp/contents/magazine/journal.html

●環境省環境保健部「紫外線環境保健マニュアル2015」
https://www.env.go.jp/chemi/matsigaisen2015/full/matsigaisen2015_full.pdf

●公益財団法人東京都予防医学協会「肺がん検診」
https://www.yobouigaku-tokyo.or.jp/gan/haigan.html

●厚生労働省「e-ヘルスネット」
https://www.e-healthnet.mhlw.go.jp/

●厚生労働省「生活活動のメッツ表」
https://e-kennet.mhlw.go.jp/wp/wp-content/themes/targis_mhlw/pdf/mets.pdf

●厚生労働省「食べて元気にフレイル予防」
www.mhlw.go.jp/content/000620854.pdf

●厚生労働省『「統合医療」に係る情報発信等推進事業』「オメガ3系脂肪酸」
https://www.ejim.ncgg.go.jp/pro/overseas/c03/10.html

●厚生労働省「トランス脂肪酸に関するQ&A」
https://www.mhlw.go.jp/stf/seisakunitsuite/bunya/0000091319.html

●厚生労働省「日本人の食事摂取基準」策定検討会報告書（2020年版）
https://www.mhlw.go.jp/content/10904750/000586553.pdf

●国立研究開発法人国立がん研究センター「多目的コホート研究（JPHC研究）からの成果報告」
https://epi.ncc.go.jp/jphc/outcome/8289.html

●骨粗鬆症の予防と治療ガイドライン作成委員会「骨粗鬆症の予防と治療ガイドライン2015年版」
http://www.josteo.com/ja/guideline/doc/15_1.pdf

●独立行政法人農畜産業振興機構「異性化糖の話」
https://www.alic.go.jp/koho/kikaku03_000771.html

●日本農林規格「異性化液糖及び砂糖混合異性化液糖の日本農林規格の一部を改正する件　新旧対照表」
https://www.maff.go.jp/j/jas/jas_kikaku/attach/pdf/kokujikaisei-155.pdf

●農林水産省「脂質による健康影響」
https://www.maff.go.jp/j/syouan/seisaku/trans_fat/t_eikyou/fat_eikyou.html

●農林水産省「すぐにわかるトランス脂肪酸」
https://www.maff.go.jp/j/syouan/seisaku/trans_fat/t_wakaru/

［著者］
木下直人（きのした・なおと）
SOULA株式会社代表取締役社長兼執行役員CEO。コンサルティングファーム等を経て、SOULA株式会社設立前のソニーグループ各社にてバッテリー・テレビ・スマートフォン等のエレクトロニクス事業の変革・黒字化やモビリティー事業の立ち上げ等に貢献。その後、ソニーネットワークコミュニケーションズ株式会社にていくつもの新サービスの立ち上げ・リリースに尽力し、ヘルステック事業を統括。ヘルステックサービスの価値向上に向けて、2022年2月SOULA株式会社を創業。

［監修者］
山岸昌一（やまぎし・しょういち）
昭和大学医学部内科学講座糖尿病・代謝・内分泌内科学部門主任教授。日本内科学会総合内科、日本糖尿病学会、日本高血圧学会専門医。日本抗加齢医学会理事。医学博士。老化の原因物質AGE（終末糖化産物）研究の世界的権威。米国心臓協会最優秀賞、日本糖尿病学会学会賞、日本抗加齢医学会学会賞などを受賞。「あさイチ」「ためしてガッテン」「たけしの家庭の医学」「主治医が見つかる診療所」などテレビ番組に多数出演。著書・共著書・監修書に『体は顔から朽ちていく』（ダイヤモンド社）、『「一生介護されない体」になる医者の習慣57』（双葉社）などがある。

無理なく続ける！
太らない 老けない 病気にならない 最高のルーティン

2023年7月11日　第1刷発行

著　者――木下直人
監修者――山岸昌一
発行所――ダイヤモンド社
〒150-8409　東京都渋谷区神宮前6-12-17
https://www.diamond.co.jp/
電話／03･5778･7235（編集）　03･5778･7240（販売）
ブックデザイン―桑山慧人（book for）
本文イラスト―佐藤隆志
編集協力――飯野実成、山際貴子、鷺島鈴香
製作進行――ダイヤモンド・グラフィック社
印刷／製本―勇進印刷
編集担当――花岡則夫

ISBN 978-4-478-11839-9